大腸 ESD Guidebook

● 安全な手技導入のために

編 著
大腸 ESD 標準化検討部会
責任編集
田中 信治

日本メディカルセンター

■ 編　著　大腸 ESD 標準化検討部会
　　田中　信治　広島大学内視鏡診療科教授
　　斎藤　　豊　国立がんセンター中央病院内視鏡部医長
　　為我井芳郎　国立国際医療センター国府台病院内視鏡部長
　　津田　純郎　福岡大学筑紫病院消化器科准教授
　　　　　　　　現　岡山市医師会総合メディカルセンター附属診療所
　　矢作　直久　虎の門病院消化器内科部長
　　山野　泰穂　秋田赤十字病院消化器病センター部長

■ 執　筆　(執筆順)
　　田中　信治　広島大学内視鏡診療科教授
　　為我井芳郎　国立国際医療センター国府台病院内視鏡部長
　　斎藤　　豊　国立がんセンター中央病院内視鏡部医長
　　矢作　直久　虎の門病院消化器内科部長
　　黒木優一郎　虎の門病院消化器内科
　　久部　高司　福岡大学筑紫病院消化器科助教
　　平井　郁仁　福岡大学筑紫病院消化器科講師
　　津田　純郎　福岡大学筑紫病院消化器科准教授
　　　　　　　　現　岡山市医師会総合メディカルセンター附属診療所
　　山野　泰穂　秋田赤十字病院消化器病センター部長

はじめに

　ESD（endoscopic submucosal dissection）は大きさにこだわることなく病変の一括切除を可能にした．これによって正確な病理組織診断のみならず治療後の臓器温存も可能で，すでに早期胃癌の標準治療手技となっている．食道表在癌に対しても2008年4月に保険認可された．一方，大腸では徐々に施行施設が増加しつつあるものの，これまでは一般的な標準治療手技として確立しているとは言えない状況であった．それは，何故であろうか？　それは，大腸のESDの手技的難易度がより高いことと早期大腸癌には食道表在癌や早期胃癌とは根本的に異なる病理学的特性があるからである．

　われわれは，オリンパスメディカルシステムズ株式会社のサポートのもとで「大腸ESD標準化検討部会」を内視鏡推進連絡会議の下部組織として2006年4月に発足させた．当部会では大腸腫瘍に対するESDの適応病変を明らかにするとともに，効率良く安全に大腸ESDが普及していくように，オリンパスのデバイスを中心に処置具・内視鏡・周辺機器の改良などを産学協同で行いながらさまざまな活動をしてきた．

　現在，大腸ESDを施行する施設は以前と比べてさらに増加しつつあり，学会や研究会でも主題として「大腸ESD」が取り上げられ活発な議論がなされている．実際，数年前と比較するとその技術的ハードルは明らかに低くなっている．このような背景のなか，日本消化器内視鏡学会の社会保険対策委員会で保険申請作業が進行中である．このテキストは，大腸ESDが安全に標準化していくことをサポートすることを目的に，「大腸ESD標準化検討部会」での活動成果や専門家の経験やノウハウを包み隠さず公開し，初学者あるいは修練中の先生方に必要な情報を提供するために企画されたESD導入マニュアルである．

　大腸腫瘍の大半は良性の腺腫性病変であり，早期大腸癌のほとんどがスネアによる一括EMR可能な径2cm以下の病変である．また，スネアによる一括EMRが困難な病変は主としてLSTであるが，LST-G（いわゆる結節集簇病変，とくに顆粒均一型）は大きくてもほとんどが腺腫性病変で，拡大観察でpit patternを診断すれば正確な術前診断ができることから，計画的分割EMRで十分根治可能である．大腸および大腸腫瘍の病理学的特性をよく理解し，腫瘍に対する正確な質的診断ができないために意味のないESDを行うことのないようにすべきである．明らかな良性腺腫にESDのような治療侵襲をかける意味はなく，明らかな良性腺腫を良性腺腫と診断できる診断能力がないことがむしろ問題であろう．また，大腸は長い管腔臓器であり，下部直腸以外の局所切除による機能障害は食道

や胃と異なり問題にならないし，下部直腸は経肛門的な外科的切除も可能である．したがって，腹腔鏡下切除術に要する以上の長時間を要するESDを施行する意義については疑問も生じている．腺腫性病変が大半を占める大腸腫瘍の特性からESDの適応病変が少ないという現状があり，正確な診断学によって大腸ESDの適応病変をきちんと判別することがきわめて重要である．

　大腸では上部消化管と異なり，病変に対する内視鏡操作がなかなか容易でないことや大腸の解剖学的特性（薄い壁，蠕動・ひだ・屈曲の存在，便汁の存在など）があり，このことがESDの技術的難易度を高くしている理由であるが，とくに大腸穿孔は便汁漏出による腹膜炎併発の可能性が高く，胃穿孔が保存的治療で軽快するのに比べ外科的処置を要する危険性が高い．大腸ESDでは，病変の大きさや肉眼形態以上にその病変に対する内視鏡の操作性の良否がESDの難易度を左右する．内視鏡のコントロールの悪い状況では決して無理をしないことである．

　このESDガイドブックは，技術的なコツやピットフォールのみでなく，大腸ESDの適応や術後管理まで含めた総合的な解説書である．本書が，若い先生方の大腸ESD手技の習得の手助けになり，大腸ESDの発展・標準化につながることを期待している．くれぐれも不勉強や自分の技量を超えたESDにより医療事故を起こして大腸ESDの発展にブレーキをかけることのないようにして頂きたい．

2009年4月

広島大学内視鏡診療科
田中　信治

目　次

はじめに　　　　　　　　　　　　　　　　　　　　　　　　　田中信治

1章　大腸 ESD の適応　　　　　　　　　　　　　　　　　11

田中信治

Ⅰ．大腸癌治療ガイドラインと内視鏡治療 …………………………… 11
Ⅱ．大きな大腸腫瘍の臨床病理学的特徴 ……………………………… 13
Ⅲ．大腸 ESD の適応 …………………………………………………… 15
　1．本書で提案する大腸 ESD の適応基準／15
　2．大腸 ESD の適応とする理由／15
　3．技術的困難性の克服と標準化への道／20
　4．術前診断能力を身につける／21

2章　大腸 ESD の術者に求められる条件　　　　　　　　23

為我井芳郎

Ⅰ．大腸 ESD を安全に遂行するために術者に求められる条件 ………25
Ⅱ．大腸 ESD を開始する技術的条件 …………………………………25
　1．大腸 ESD 修得のためのトレーニング／25
　2．大腸 ESD と外科手術の類似点―層を見極めることの重要性／27
　3．胃・食道 ESD と大腸 ESD の相違点／27
Ⅲ．安全に大腸 ESD を遂行するために術者に求められる技術的条件 ……28
　1．スコープ先端部のぶれない内視鏡操作／28
　2．大腸 ESD の術野の展開／29
　3．ESD における高周波電源の条件，ならびに先端アタッチメントと局注液／29

3章　施設に求められる条件と準備機材について　　　　　31

斎藤　豊

Ⅰ．施　設 ……………………………………………………………………31
Ⅱ．前処置 ……………………………………………………………………31

Ⅲ．局注液 …………………………………………………………………32
　　Ⅳ．ESD用ナイフ …………………………………………………………32
　　　　1．Dual Knife（KD-650 Q）／33
　　　　2．Hook Knife（KD-620 QR）／33
　　　　3．針状ナイフ（KD-10 Q-1）／33
　　Ⅴ．止血デバイス …………………………………………………………33
　　　　大腸用 Coagrasper®（FD-411 QR）／33
　　Ⅵ．高周波装置の種類・設定 ……………………………………………34
　　Ⅶ．内視鏡 …………………………………………………………………35
　　Ⅷ．先端アタッチメント …………………………………………………35
　　Ⅸ．送　気 …………………………………………………………………35
　　　　CO_2 送気のための機材の準備／36

4章　大腸 ESD を行う際の注意点（胃 ESD との違い）　39

矢作直久，黒木優一郎

　　Ⅰ．臓器の解剖学的特性から ……………………………………………39
　　Ⅱ．治療前の注意点 ………………………………………………………40
　　　　1．術前の準備／40
　　　　2．スコープの選択／41
　　　　3．ナイフの選択／41
　　Ⅲ．治療時の注意点 ………………………………………………………42
　　　　1．鎮静とスコープの挿入／42
　　　　2．切開と剥離／42
　　　　3．高周波の設定／43
　　　　4．体位変換と重力の積極活用／43
　　Ⅳ．トラブルシューティング時の注意点 ………………………………43
　　　　1．出血／43
　　　　2．穿孔／44

5章　大腸 ESD の実際　47

1　大腸 ESD におけるインフォームド・コンセントのポイント　47

久部高司，平井郁仁，津田純郎

大腸 ESD で行う必要があると考えられる IC のポイント ……………………48
　　　　1．大腸 ESD の目的／48
　　　　2．大腸 ESD の方法／48

3. 大腸ESDによって受ける利益／49
4. 大腸ESDによって受ける不利益／49
5. 患者自身の治療法選択について／50

2　手技の実際　52

(1)　Dual Knife の基本手技　52
矢作直久

Ⅰ．Dual Knife の特徴と使い方 …………………………………………52
Ⅱ．治療戦略と手技のコツ …………………………………………53
　1．病変の観察と治療戦略の立案／53
　2．スコープの挿入から局注までのポイント／53
　3．切開時のポイント／54
　4．剝離時のポイント／55

DVD menu 1　Dual Knife による ESD
　　―下行結腸の病変に対する ESD／57

(2)　Hook Knife の基本手技を中心に　59
田中信治

Ⅰ．大腸ESDを始める前の留意点 …………………………………………59
　1．内視鏡操作性の確認／59
　2．内視鏡の選択／60
　3．先端アタッチメント／60
　4．高周波電源装置／60
　5．局注液／60
Ⅱ．アプローチ戦略 …………………………………………60
Ⅲ．手技の実際 …………………………………………60
　1．粘膜切開／60
　2．粘膜下層剝離／61
　3．止血／62
Ⅳ．歯状線に接した腫瘍や痔核上の腫瘍の ESD …………………………………………63

DVD menu 2　Dual Knife と Hook Knife による ESD
　　―直腸病変に対する ESD（血管の豊富な例）／66

(3)　Hook Knife の応用手技　69
為我井芳郎

Ⅰ．Hook Knife の基本手技―直視下で切開剝離を行う …………………………………………69
　ESD 手技のコツ／70
Ⅱ．Hook Knife の応用手技―撫で切り（sweeping），鈍的剝離のコツ ……74

Ⅲ．難易度の高い病変に対するESDのコツ …………………………………75
    1．粘膜下層に線維化を有する病変のESD／75
    2．軽度の線維化のESDのコツ／78
    3．高度の線維化／79
    4．大きな病変に対するESD／79

> **DVD menu 4**　Hook KnifeによるESD
> ―Hook Knifeの応用的なテクニック／82

3　症例に対する治療戦略・pitfall　　85

（1）SM軽度浸潤癌で易出血性の病変／85
> **DVD menu 5**　　　　　　　　　　　　　　　　　為我井芳郎

（2）粘膜下層に線維化を有する病変／88
> **DVD menu 6**　　　　　　　　　　　　　　　　　為我井芳郎

（3）直腸の病変／90
> **DVD menu 7**　　　　　　　　　　　　　　　　　斎藤　豊

（4）盲腸の病変／93
> **DVD menu 8**　　　　　　　　　　　　　　　　　矢作直久

（5）S状結腸の病変／95
> **DVD menu 9**　　　　　　　　　　　　　　　　　矢作直久

4　偶発症対策　　97

　　　　　　　　　　　　　　　　　　　　　　　　　　　　斎藤　豊

Ⅰ．穿　孔 ……………………………………………………………………97
    1．予防策／97
    2．デバイスによる穿孔予防／98
    3．穿孔した場合の対応策／98
    4．穿孔部のクリップ縫縮が困難な場合／98
Ⅱ．腹部コンパートメント症候群 ……………………………………………99
Ⅲ．直腸ESDは安全か？ ……………………………………………………99
Ⅳ．出　血 ……………………………………………………………………100

5　術後管理　　102

　　　　　　　　　　　　　　　　　　　　　　　　　　　　田中信治

Ⅰ．ESD術後に生じうるおもな偶発症とその防止 …………………………102
Ⅱ．潰瘍底の観察・評価の情報 ………………………………………………103

　　　　1．出血に対する管理／103
　　　　2．穿孔に関する管理／103
　　Ⅲ．術後管理の実際とポイント ……………………………………………105
　　　　1．術後の理学的所見／105
　　　　2．血液生化学所見／106
　　　　3．便の性状／106
　　　　4．術中に穿孔が生じた場合／106
　　　　5．外科医との連携／107

6　ESD 標本の取り扱い　　　　　　　　　　　　　　　　109
　　　　　　　　　　　　　　　　　　　　　　　　　　　　山野泰穂
　　Ⅰ．標本を得る前に ……………………………………………………109
　　Ⅱ．標本の取り扱い―展翅から固定まで ……………………………110
　　Ⅲ．実体顕微鏡観察―染色から観察，割入れまで ……………………114
　　　　1．染色までの手技／114
　　　　2．実体顕微鏡観察の手技／115
　　Ⅳ．病理組織像の確認 ……………………………………………117

おわりに　　　　　　　　　　　　　　　　　　　　　　　　　津田純郎

DVD Menu

◆大腸 ESD の基本解説編

▶1 Dual Knife による ESD　　　　　　　　　　　　　　　矢作　直久
　　下行結腸の病変に対する ESD

▶2 Dual Knife と Hook Knife による ESD　　　　　　　　田中　信治
　　直腸病変に対する ESD（血管の豊富な例）

▶3 穿孔例に学ぶ　　　　　　　　　　　　　　　　　　　田中　信治
　　・Hook ナイフ先端の方向ミス操作による微小穿孔
　　・Hooking の際に粘膜下層の線維化により筋層が
　　　挙上し，放電が伝わったための微小穿孔

▶4 Hook Knife による ESD　　　　　　　　　　　　　　　為我井芳郎
　　Hook Knife の応用的なテクニック

◆症例別のポイント解説編

▶5 SM 軽度浸潤癌で易出血性の病変　　　　　　　　　　為我井芳郎
▶6 粘膜下層に線維化を有する病変　　　　　　　　　　　為我井芳郎
▶7 直腸の病変　　　　　　　　　　　　　　　　　　　　斎藤　　豊
▶8 盲腸の病変　　　　　　　　　　　　　　　　　　　　矢作　直久
▶9 S 状結腸の病変　　　　　　　　　　　　　　　　　　矢作　直久

・このDVDビデオディスクおよび付属物の著作物に関する権利は，すべて著作権者に帰属しており，日本国内の一般での私的視聴を目的に販売しております．したがって，無断で複製（異なる方式を含む），改造，放送（有線，無線），インターネットなどでの送信，レンタル（有償・無償にかかわらず），中古品として流通させることは法律で禁じられています．
・DVDビデオは映像と音声を高密度に記録したディスクです．DVDビデオ対応のプレイヤーで再生してください．

＊DVD開封時にキズなどのないことをご確認下さい．初期不良以外の交換はいたしかねます．
　DVDを開封したり，破損した場合の返品・交換は受け付けられませんのでご了承ください．

1章 大腸 ESD の適応

ポイント

- 大腸 ESD の適応病変は，内視鏡的一括切除の適応であるが，スネアによる一括切除が困難な病変である．
- 具体的には，LST-NG，とくに pseudo-depressed type，V_I 型 pit pattern を呈する病変，SM 軽度浸潤癌，大きな陥凹型腫瘍，癌が疑われる大きな隆起性病変（全体が丈高の結節集簇病変 LST-G も含む）である．
- 他に，biopsy や病変の蠕動によって粘膜下層に線維化を伴う粘膜内病変，潰瘍性大腸炎などの慢性炎症を背景とした sporadic な局在腫瘍，内視鏡的切除後の局所遺残早期癌も適応である．
- これらの適応を正しく判断するためには，術前の正確な内視鏡診断，とくに拡大観察が必須である．
- 計画的分割 EMR や ESD は高度な内視鏡技術を必要とするものであり，その適応決定は病変側の条件のみならず術者の内視鏡技量も十分加味されて決定しなくてはならない．

I．大腸癌治療ガイドラインと内視鏡治療

　大腸癌治療ガイドライン-医師用（2005年度版，大腸癌研究会 編）に内視鏡治療の原則が記載されている[1]．この中に記載されているのは「癌」の治療指針であり，「腺腫」の治療指針ではないことをまず理解する必要がある．

　大腸癌のうち内視鏡治療の対象となるのは，基本的に早期癌である．そして，癌の内視鏡治療の適応の大原則は，リンパ節転移の可能性がほとんどなく腫瘍が一括切除できる大きさと部位にあることである．内視鏡治療を行うには，腫瘍の大きさ，形態，予測深達度，組織型などに関する情報が不可欠である．大腸には早期胃癌や食道表在癌と異なり腺腫性病変が多く，腺腫，腺腫内癌，腺腫成分を伴わない癌を術前に鑑別することは治療法選択のうえできわめて重要である．腺腫と癌では当然その取り扱い指針は変わってくるからである．

　大腸癌治療ガイドラインにおける具体的な内視鏡治療の適応条件として，①腺腫，M癌，粘膜下層への軽度浸潤癌，②最大径 2 cm 未満，③肉眼型は問わない，

12　第1章　大腸 ESD の適応

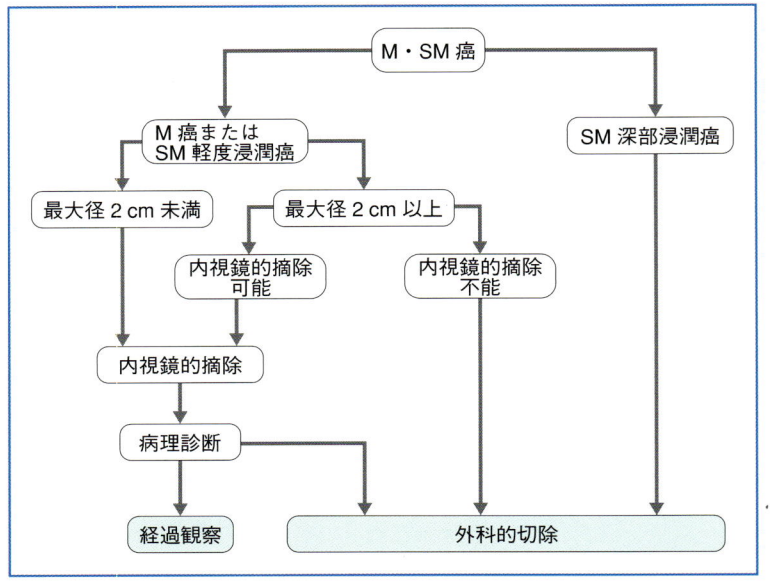

図1　術前検査で M 癌または SM 癌と診断した症例の治療方針
〔大腸癌治療ガイドライン─医師用 2005 年版[1)] から引用〕

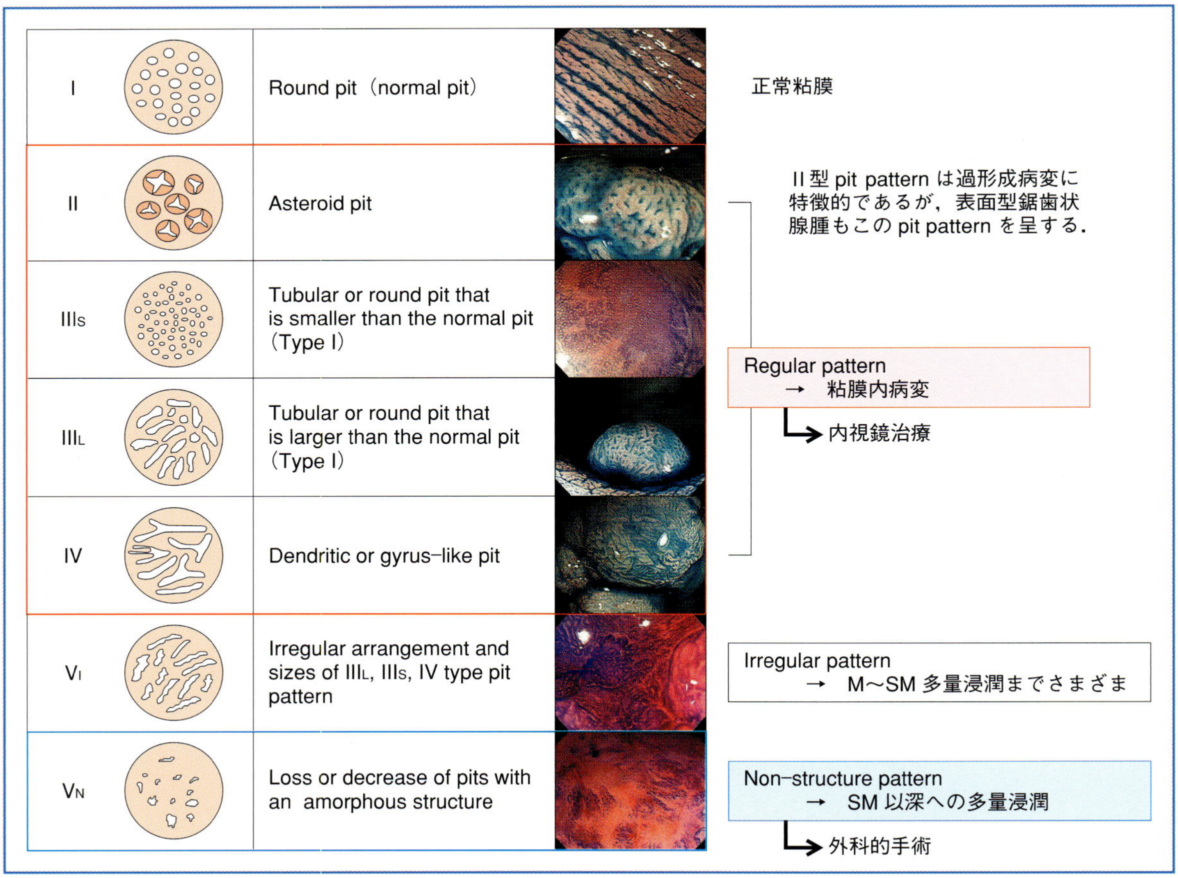

図2　大腸腫瘍の pit pattern 分類（工藤・鶴田，2001）と治療指針

の3点が挙げられている．このなかで腺腫が取り上げられている理由は，一般的には腺腫と腺腫内癌を鑑別することは困難であるからである．図1[1]に術前にcM癌またはcSM癌と診断した場合の治療方針を示すが，この条件のなかで，最大径2cm未満を原則とした理由は，スネアEMR（endoscopic mucosal resection）で一括切除できる大きさが平均2cm程度であることに基づいている．「癌」の内視鏡治療に際しては切除標本の緻密な組織学的検索が必須であり，一括切除が原則であるからである．

ただし，前述のごとく大腸には腺腫性病変や腺腫内癌が多いので，拡大観察によるpit pattern診断などを用いて（図2），その臨床病理学的所見が術前に詳細に観察でき癌部と腺腫部の鑑別が可能であり，最大径2cmを超えてEMRで一括切除できない病変でも，計画的分割EMRで病理診断に支障をきたすことなく（癌部を避けた腺腫部分での分割切除）根治可能である[2〜13]．それでは，大腸におけるendoscopic submucosal dissection（ESD）の適応病変はどのようなものであろうか．

■ II．大きな大腸腫瘍の臨床病理学的特徴

粘膜内主体の病変であるにもかかわらず，EMRで一括切除できない大きな大腸腫瘍のほとんどはLST（laterally spreading tumor）[14],[15]である（図3）．癌部と腺腫部の鑑別診断学として拡大内視鏡観察によるpit pattern診断が重要であることは言うまでもないが，治療手技を選択するうえで，LSTの病型亜分類を理解することがポイントになる．

表1にLST-GのSM浸潤部の特徴を示すが，LST-GでSMへ浸潤している部分はV型pit patternを呈する部位か結節部に限定される．すなわち，V型pit patternでない顆粒均一部分はSM浸潤の可能性はない（図3a）．一方，結節部ではV型pit patternでなくともSM浸潤の可能性がある．したがって，結節部またはV型pit pattern部分は分断してはならないが（図3b），V型pit patternでない顆粒均一部分は分割EMRの分割ラインに設定できる（図3c）．表2にLST-NGのSM浸潤部の特徴を示すが，扁平隆起型LST-NG（FE）では，ほとんどがV型pit pattern部でSMに浸潤するのに対して，偽陥凹型LST-NG（PD）では，pit patternに関係なくSMに浸潤する．また，本病変は陥凹型大腸腫瘍に近い性格をもっており，SM浸潤率が他の病型に比べて有意に高率である．さらに，偽陥凹型LST-NG（PD）（図3d）でのSM浸潤は多中心性multifocalに浸潤するのが特徴である．したがって，偽陥凹型LST-NG（PD）は完全一括摘除により正確な病理診断を行う必要がある．

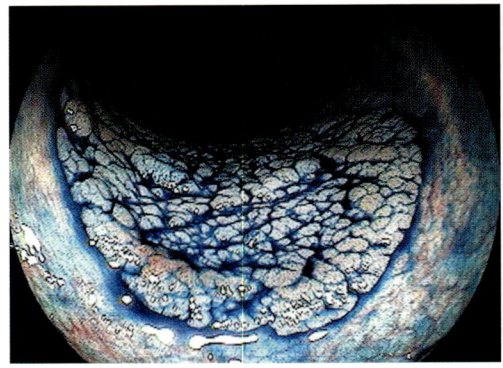 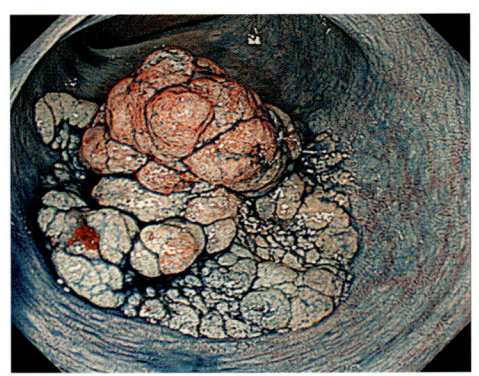

a：顆粒均一型．腺腫性病変が大半で，SM 浸潤はまれであり，V 型 pit pattern でなければ分割切除が容認される病変である．

b：結節混在型．大きな結節部は SM 浸潤の可能性があり，この部分は分割切除すべきでない．

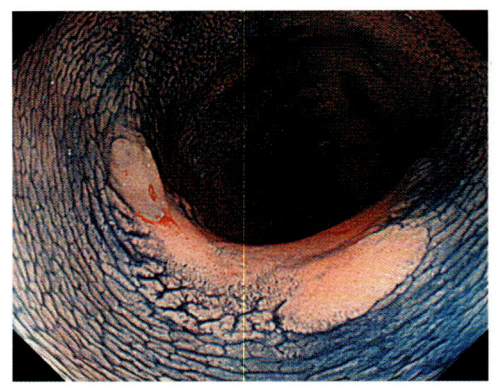 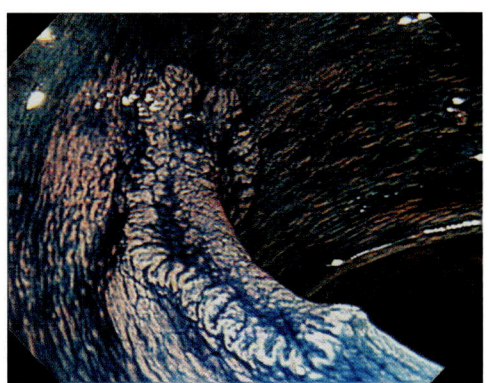

c：非顆粒型（O-IIa）．V 型 pit pattern でなければ分割切除が容認されうる．

d：非顆粒・偽陥凹型．このタイプは pit pattern にかかわらず SM 浸潤率が高く，一括切除による正確な病理診断が必須である．

図3 大腸側方発育型腫瘍（LST）のタイプ別多様性と治療指針（分割切除 vs 一括切除）

表1 LST-G（SM 癌）における SM 浸潤部と肉眼所見・pit pattern の関係

病型	SM 浸潤部	pit pattern			計
		Non V	V_I	V_N	
顆粒均一型			2(67)	1(33)	3(100)
結節混在型	非結節部		1(25)	3(75)	4(100)
	結節部	5(42)	6(50)	1(8)	12(100)

実体顕微鏡と HE 標本で pit pattern と病理組織所見の対比が可能であった SM 浸潤を伴う LST-G 19 例での検討． (%)

表2 LST-NG（SM癌）における SM 浸潤部と pit pattern の関係

病型	pit pattern			計
	Non V	V$_I$	V$_N$	
FE	1 (5)	17 (85)	2 (10)	20 (100)
PD	5 (38)	7 (54)	1 (8)	13 (100)

*: p<0.05（FE と PD の Non V の比較）

実体顕微鏡と HE 標本で pit pattern と病理組織所見の対比　　　（%）
が可能であった SM 浸潤を伴う LST-NG 33 例での検討.
　FE：flat elevated type, PD：pseudo-depressed type
　*：p＜0.05

■ III．大腸 ESD の適応

● 1．本書で提案する大腸 ESD の適応基準

　ESD を用いると，腺腫，M 癌，粘膜下層への軽度浸潤癌は，大きさに関係なく完全一括摘除が可能である[16), 17)]（図 4）．大腸 ESD の適応は，「内視鏡治療の適応病変のうち一括切除が必要であるが，スネア EMR では分割となってしまうような病変」である．内視鏡推進連絡会議の下部組織である「大腸 ESD 標準化検討部会」から図 5 のごとくの「大腸 ESD の適応基準」を提唱している[2), 18)〜21)]．

　具体的には，内視鏡的一括切除が必要な病変のうち，スネアによる一括切除が困難な LST-NG，とくに pseudo-depressed type，V$_I$ 型 pit pattern を呈する病変，SM 軽度浸潤癌，大きな陥凹型腫瘍，癌が疑われる大きな隆起性病変（全体が丈高の結節集簇病変 LST-G も含む）である．ほかに，biopsy や病変の蠕動によって粘膜下層に線維化を伴う粘膜内病変（図 6, 7），潰瘍性大腸炎などの慢性炎症を背景とした sporadic な局在腫瘍，内視鏡的切除後の局所遺残早期癌も適応となる．

● 2．大腸 ESD の適応とする理由

　これらが適応に挙げられる理由は，前述のごとく LST-NG，pseudo-depressed type，陥凹型腫瘍や V$_I$ 型 pit pattern を呈する病変は SM 浸潤している可能性が高いこと，SM 軽度浸潤癌では正確な浸潤度診断が必要だからである．全体が丈高の結節集簇病変 LST-G などの大きな隆起性病変は，術前に SM 浸潤あるいはその部位を推定することが困難であり一括摘除が必須である．粘膜内病変でも，粘膜下層に線維化を伴う病変は non-lifting sign を呈し EMR が困難なので ESD の適応になる．潰瘍性大腸炎を背景に high grade dysplasia や癌が発生した場合は大腸全摘術の適応であるが，潰瘍性大腸炎にも炎症と関係しない sporadic な局在腫瘍も発生するので，このような場合，治療と鑑別診断を兼ねて ESD が良い適応である[22)]．一般に，慢性経過した粘膜下層に線維化を伴う潰瘍性大腸炎で

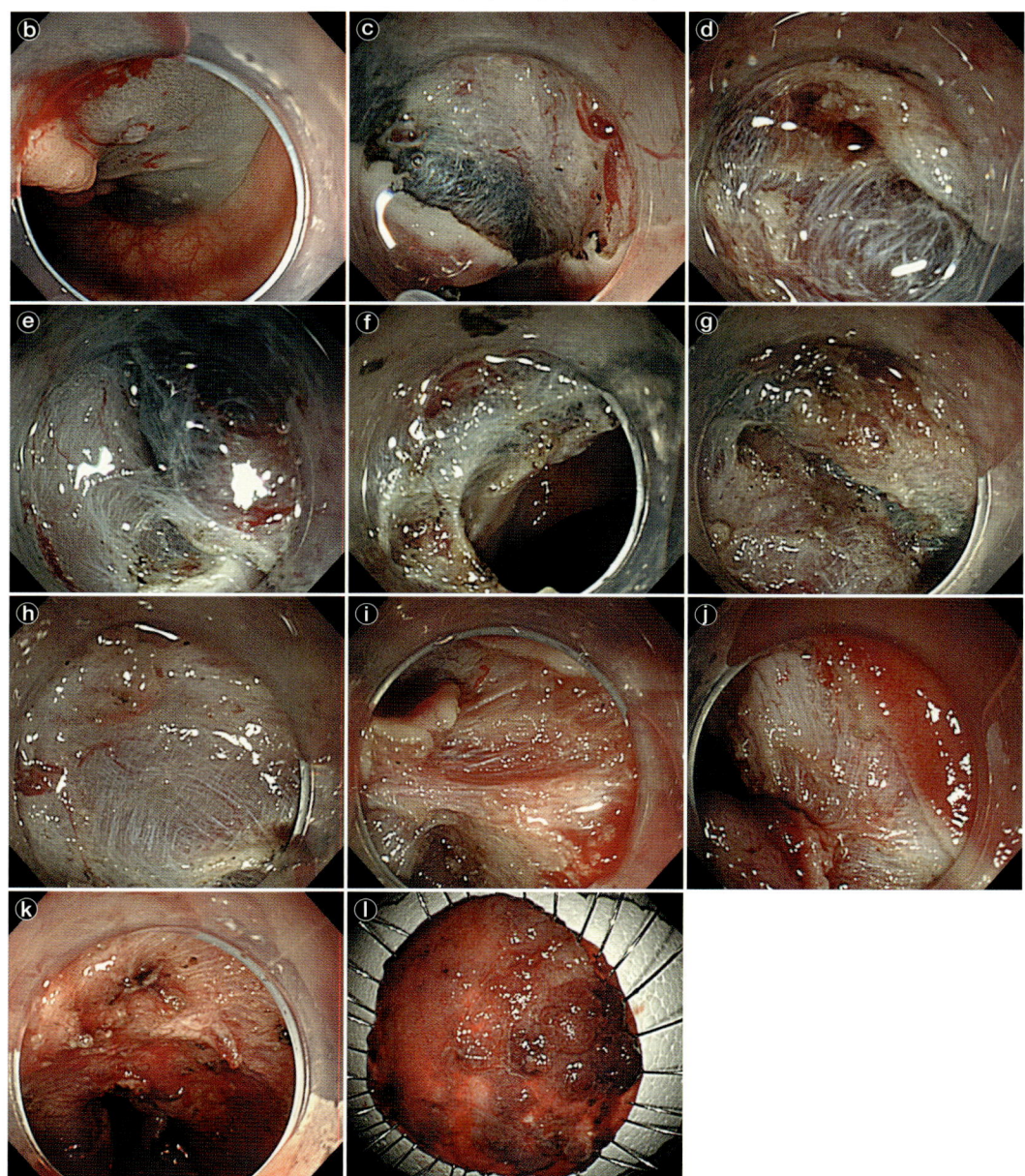

a：中心の結節部で SM 微小浸潤を伴う線維化軽度～中等度の病変である．

b～l：Dual Knife で周辺を切開し，線維化の強い部分は Hook Knife で剝離した．ヒアルロン酸ナトリウムに少量のインジゴカルミン液を混注することで，線維化のある状況でも粘膜下層の視認性が良好である．病理組織学的には，tub1＞tub2，pap，SM1（200μm），INFα，med，ly0，v0，pHM0，pVM0であった．

図4 S 状結腸の最大径 50 mm の結節混在型 LST-G（SM 浸潤癌）に対する ESD の実際

内視鏡的一括切除が必要な病変のうち，
1）スネアによる一括切除が困難な，
　・LST-NG，とくに pseudo-depressed type
　・V₁型 pit pattern を呈する病変
　・SM 軽度浸潤癌
　・大きな陥凹型腫瘍
　・癌が疑われる大きな隆起性病変[※1]
2）粘膜下層に線維化を伴う粘膜内病変[※2]
3）潰瘍性大腸炎などの慢性炎症を背景とした sporadic な局在腫瘍
4）内視鏡的切除後の局所遺残早期癌

注）[※1]：全体が丈高の結節集簇病変（LST-G）も含む．
　　[※2]：biopsy や病変の蠕動による prolapse に起因するもの．

【補足】
1）適応の決定には，通常内視鏡所見に加えて拡大観察による pit pattern 診断を参考にする．
2）明らかな SM 多量浸潤癌は，原則適応にならない．
3）結節集簇病変（LST-G）に関しては，下図のように肉眼形態と拡大観察による pit pattern 診断で治療方針を決定する（腺腫部分を見極めて，癌部分を分断しない計画的分割切除）．

LST-G の多様性からみたその治療方針

・顆粒均一型
　：EPMR

・結節混在型（1）……一部のみに大きな結節が存在するもの
　：計画的 EPMR or ESD

・結節混在型（2）……病変全体が大きな結節で形成されるもの
　：ESD or 外科手術

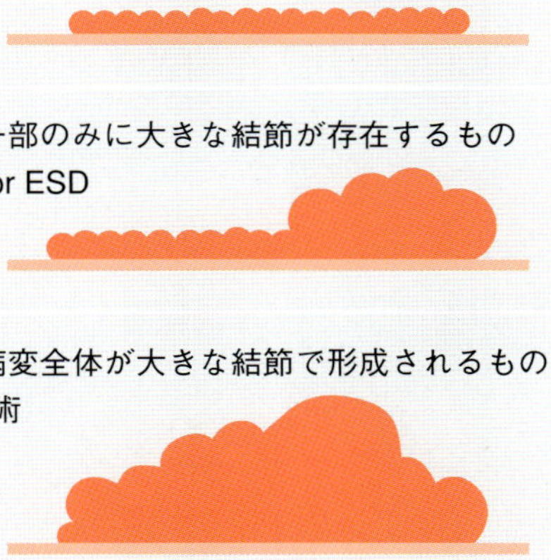

計画的 EPMR に際しては，癌部を分断しないために結節部分とⅤ型 pit 部分の分断を避けることが原則．

＊通常内視鏡観察で大きく上記のように治療方針が決定できるが，実際の治療方針決定には，拡大観察による pit pattern 診断による組織異型度の診断，術者の内視鏡技量レベルを考慮する．

4）粘膜下層に限局した小型の粘膜下腫瘍（SMT）も状況に応じて適応になりうる．

図5 大腸 ESD の適応病変（大腸 ESD 標準化検討部会・案）

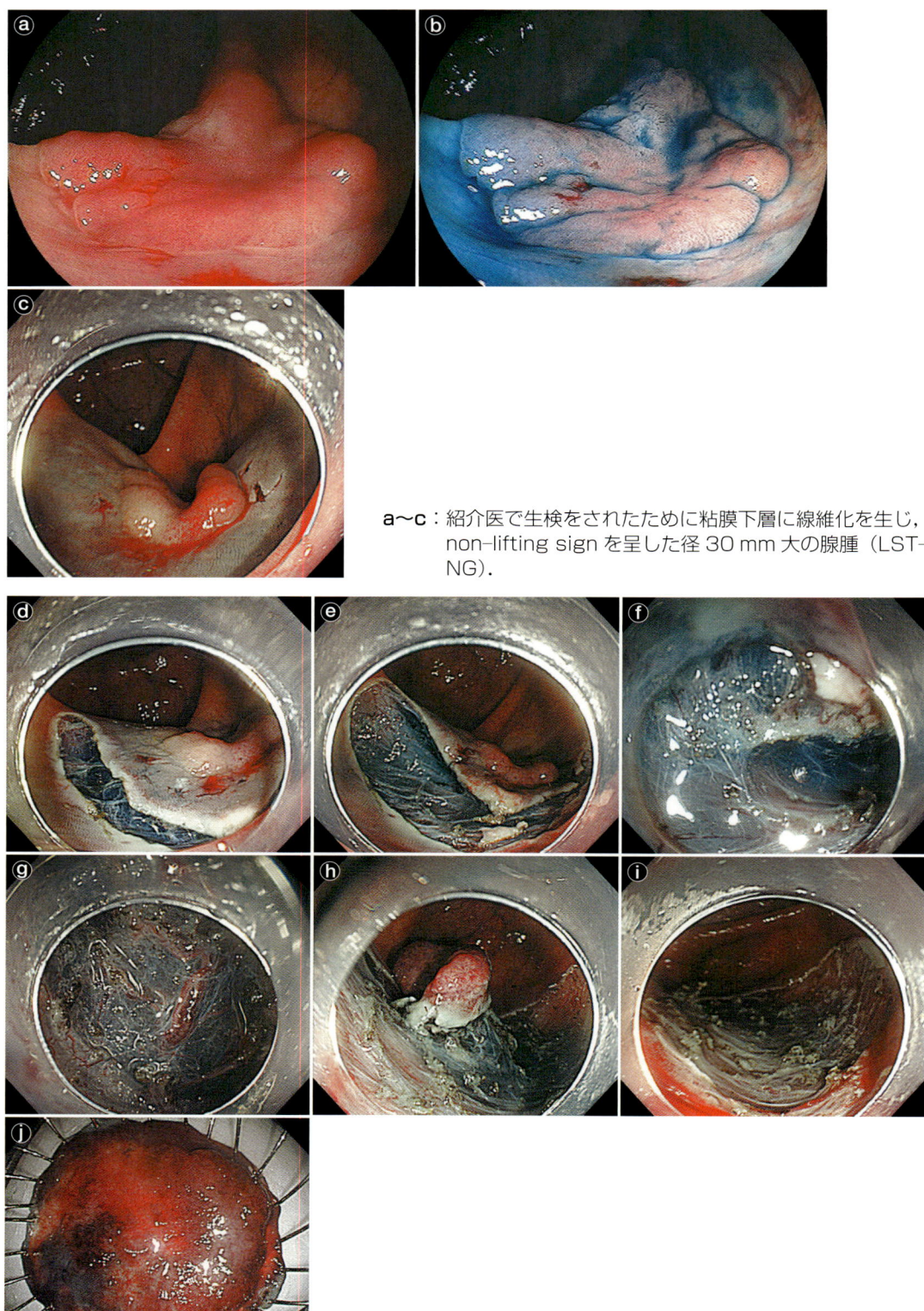

a〜c：紹介医で生検をされたために粘膜下層に線維化を生じ，non-lifting sign を呈した径 30 mm 大の腺腫（LST-NG）．

d〜j：このような non-lifting sign を示す状態での一括 EMR は困難であり ESD を用いて一括切除を行った．

図6 生検により粘膜下層に線維化を生じた症例の ESD

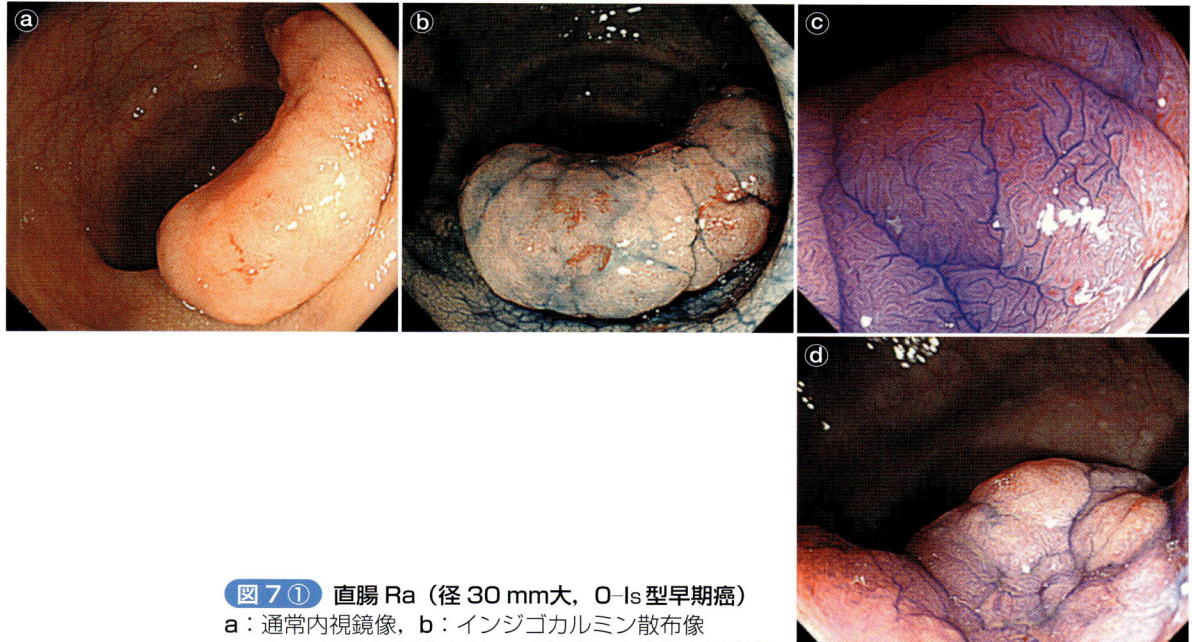

図7①　直腸 Ra（径 30 mm 大，0-Is 型早期癌）
a：通常内視鏡像，b：インジゴカルミン散布像
c，d：クリスタルバイオレット染色による拡大観察像

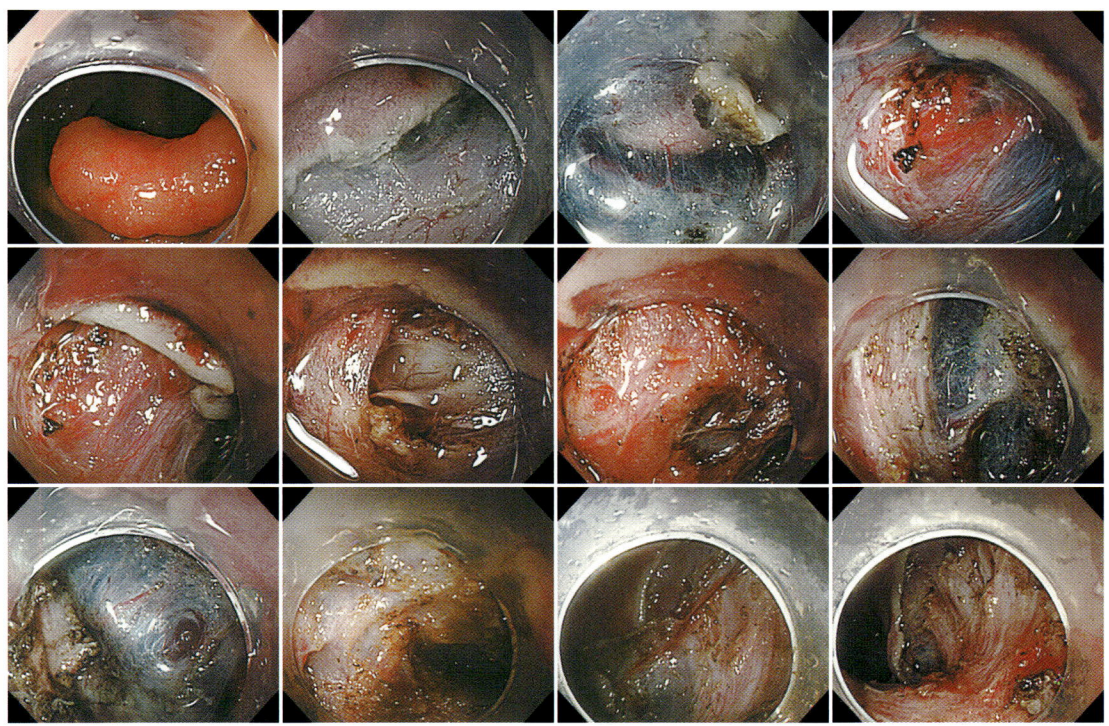

図7②　ESD の実際
　Hook Knife を中心に使用し ESD を施行した．局注液は少量のインジゴカルミンを添加したヒアルロン酸ナトリウム溶液である．病変中心部に著明な線維化を認めたが，なんとか完全一括摘除を施行した．高度な線維化を伴う病変の ESD は，大腸では難易度がきわめて高い．

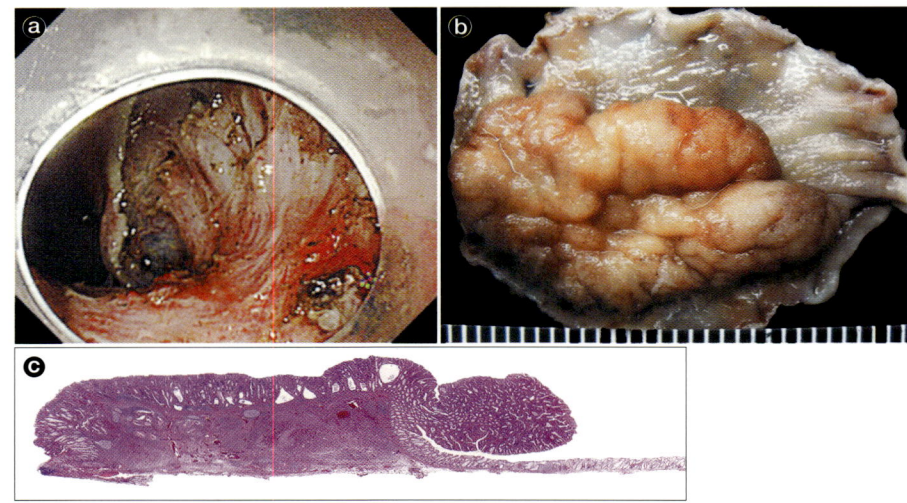

図7③ ESDの潰瘍底と摘除標本・HE染色ルーペ像
a：ESD後の潰瘍底も線維化が著明である．
b：ESD摘除標本．
c：HE染色ルーペ像．病理組織学的には，Well differentiated adenocarcinoma，SM 1,500μm, ly0, v0 HM0, VM0であり，粘膜下層に著明な線維化を認めた．

EMRによるスネアリングは困難である．内視鏡的切除後の局所遺残腫瘍の場合，それが腺腫であれば焼灼療法でもよいと考えられるが，局所遺残腫瘍が癌の場合は，完全摘除による深達度診断や脈管侵襲の有無を正確に診断する必要があり，ESDによる完全一括摘除が必要である．ただし，本部会から提唱している「大腸ESDの適応基準」を満たす病変は，良性の大腸腺腫と比較して栄養血管新生も豊富で止血操作が必要なことが比較的多いことも理解しておく必要がある．

いずれにしても，EMR，分割EMR，ESD，外科的手術のうちどの治療法を選択するかを正確に判定するためには，拡大観察によるpit pattern診断は必須の診断手技であることを強調したい[13),18)〜21)]．

3. 技術的困難性の克服と標準化への道

ただし，大腸ESDでは穿孔などの合併症の頻度が高く，津田のアンケート集計[23)]によると，大腸ESDを精力的に行っている多施設のESDによる穿孔率は約6％と報告している．この頻度は従来のEMR手技と比較して明らかに高いものである．とくに線維化の高度な病変に対する大腸ESDの技術的難易度と穿孔発症率は高い．しかし，徐々に技術的困難性は克服されつつあり，本書に掲載されている大腸ESD専用の処置具や周辺機器の開発も進んでおり，標準化が確実に進みつつある[18)〜21)]．早期胃癌に続いて食道表在癌もESDが保険認可されたが，早期大腸癌も標準化や保険認可を目指した取り組みが積極的に行われている[24)〜33)]．現在，日本消化器内視鏡学会の社会保険対策委員会で保険申請の手続き作業に着

手している．「大腸 ESD 標準化検討部会」として本書を発刊させていただいたが，大腸 ESD の安全かつ円滑な一般臨床導入に貢献するものと確信している[18),21)]．

4. 術前診断能力を身につける

いずれにしても，内視鏡治療の選択は単純な病変の大きさのみで規定されるものではない．腺腫性病変の多い大腸腫瘍のなかで，腺腫，腺腫内癌，腺腫成分を伴わない癌を術前に鑑別することは治療法選択のうえできわめて重要である．明らかな良性腺腫性病変に過大な侵襲を伴う治療を行うことに意味はなく，ESD を用いて治療しなくてはならない病変を的確に判別できる術前診断能力を身につけるべきである．そのためには，拡大内視鏡観察の習得は避けて通れない道である．大きな大腸腫瘍の治療手技として，EMR，計画的分割 EMR，ESD，外科的切除を的確に選択するためには，治療対象病変の術前診断による正確な臨床病理学的特性の把握は当然のことであるが，正確な病理診断ができない超多分割 EMR，不完全 ESD や偶発症を防止するために，分割 EMR であれ ESD であれ術者の内視鏡技量が十分加味されて決定しなくてはならない[18)〜21)]．

文　献

1) 大腸癌研究会 編：大腸癌治療ガイドライン—医師用 2005 年版．2005, 金原出版，東京
2) Tanaka S, Haruma K, Oka S, et al：Clinicopathologic features and endoscopic treatment of superficially spreading colorectal neoplasms larger than 20 mm. Gastrointest Endosc　2001；54：62-66
3) Higaki S, Hashimoto S, Harada K, et al：Long-term follow-up of large flat colorectal tumors resected endoscopically. Endoscopy　2003；35：845-849
4) Tamura S, Nakajo K, Yokoyama Y, et al：Evaluation of endoscopic mucosal resection for laterally spreading rectal tumors. Endoscopy　2004；36：306-312
5) 田中信治，岡　志郎，茶山一彰：表面型早期大腸癌の内視鏡的粘膜切除術—適応・切除手技選択と治療成績．Gastroenterol Endosc　2004；46：243-252
6) 五十嵐正広，佐田美和，小林清典，他：大腸腫瘍の治療として EMR が必要な病変．消化器の臨床　2004；7：43-44
7) Hurlstone DP, Sanders DS, Cross SS, et al：Colonoscopic resection of lateral spreading tumours：a prospective analysis of endoscopic mucosal resection. Gut　2004；53：1334-1339
8) 田中信治，岡　志郎，金尾浩幸，他：腫瘍特性からみた側方発育型大腸腫瘍の治療—分割 EMR と ESD の位置づけ．胃と腸　2005；40：1790-1805
9) 浦岡俊夫，斎藤　豊，松田尚久，他：ESD と EMR の使い分け．田中信治 編：大腸 EMR・ESD の基本手技—コツとピットフォール，適応の決め手．2006, 204-207, メジカルビュー社，東京
10) 岡　志郎，田中信治，金子　巖，他：EMR と ESD 施行にあたって—手技の実際とコツ．大腸における EMR/ESD．消化器の臨床　2006；9：164-172
11) Uraoka T, Saito Y, Matsuda T, et al：Endoscopic indications for endoscopic mucosal resection of laterally spreading tumours in the colorectum. Gut　2006；55：1592-1597
12) 田中信治，岡　志郎，茶山一彰：早期大腸癌の内視鏡治療—EMR と ESD の適応．コンセンサス癌治療（特集：大腸癌診療—最近の話題）　2008；7：66-71
13) Tanaka S, Kaltenbach T, Chayama K, et al：High-magnification colonoscopy. Gastrointest Endosc　2006；64：604-613
14) 工藤進英：側方発育型腫瘍（Lateral spreading tumor；LST）について．早期大腸癌　1998；2：477-481
15) 藤井隆広：大腸腫瘍の臨床病理学的特性．田

中信治 編：大腸 EMR・ESD の基本手技—コツとピットフォール，適応の決めて．2006，181-184，メジカルビュー社，東京

16) Yamamoto H：Endoscopic submucosal dissection of early cancers and large flat adenomas. Clin Gastroenterol Hepatol 2005；3（Suppl）：S74-S76

17) Yamamoto H, Koiwai H, Yube T, et al：A successful single-step endoscopic resection of a 40 millimeter flat-elevated tumor in the rectum：endoscopic mucosal resection using sodium hyaluronate. Gastrointest Endosc 1999；50：701-704

18) Tanaka S, Oka S, Kaneko I, et al：Endoscopic submucosal dissection for colorectal neoplasia：Possibility of standardization. Gastrointest Endosc 2007；66：100-107

19) 田中信治，岡 志郎，金子 巌，他：大腸 ESD の現状と将来展望．日本大腸検査学会雑誌 2007；24：77-82

20) Tanaka S, Oka S, Chayama K：Strategy of endoscopic treatment for colorectal tumor；recent progress and perspective. Niwa H, Tajiri H, Nakajima M, et al（eds.）：New Challenges in Gastrointestinal Endoscopy. 2008，353-366，Springer-Tokyo

21) Tanaka S, Oka S, Chayama K：Colorectal endoscopic submucosal dissection：present status and future perspective, including its differentiation from endoscopic mucosal resection. J Gastroenterol 2008；43：641-651

22) Tanaka S, Oka S, Kaneko I, et al：Superficial type serrated adenoma in ulcerative colitis resected by endoscopic submucosal dissection（ESD）. Dig Endosc 2005；17（Suppl）：S49-S52

23) 津田純郎：大腸 ESD の偶発症とリスクマネージメント—アンケート調査による現状分析から．早期大腸癌 2006；10：539-550

24) Saito Y, Emura F, Matsuda T, et al：A new sinker-assisted endoscopic submucosal dissection for colorectal cancer. Gastrointest Endosc 2005；62：297-301

25) 特集「大腸 ESD」．早期大腸癌 2006；10：477-562.

26) Fujishiro M, Yahagi N, Nakamura M, et al：Successful outcomes of a novel endoscopic treatment for GI tumors：endoscopic submucosal dissection with a mixture of high-molecular-weight hyaluronic acid, glycerin, and sugar. Gastrointest Endosc 2006；63：243-249

27) Yamasaki M, Kume K, Yoshikawa I, et al：A novel method of endoscopic submucosal dissection with blunt abrasion by submucosal injection of sodium carboxymethylcellulose：an animal preliminary study. Gastrointest Endosc 2006；64：958-965

28) Kita H, Yamamoto H：New indications of double balloon endoscopy. Gastrointest Endosc 2007；66（Suppl）：S57-S59

29) Saito Y, Uraoka T, Matsuda T, et al：A pilot study to assess the safety and efficacy of carbon dioxide insufflation during colorectal endoscopic submucosal dissection with the patient under conscious sedation. Gastrointest Endosc 2007；65：537-542

30) Uraoka T, Kato J, Ishikawa S, et al：Thin endoscope-assisted endoscopic submucosal dissection for large colorectal tumors（with videos）. Gastrointest Endosc 2007；66：836-839

31) Fujishiro M, Yahagi N, Kakushima N, et al：Outcomes of endoscopic submucosal dissection for colorectal epithelial neoplasms in 200 consecutive cases. Clin Gastroenterol Hepatol 2007；5：678-683

32) Tamegai Y, Saito Y, Masaki N, et al：Endoscopic submucosal dissection：a safe technique for colorectal tumors. Endoscopy 2007；39：418-422

33) Saito Y, Uraoka T, Matsuda T, et al：Endoscopic treatment of large superficial colorectal tumors：a case series of 200 endoscopic submucosal dissections（with video）. Gastrointest Endosc 2007；66：966-973

本原稿は「田中信治，他：大腸 ESD の適応．武藤徹一郎 監，杉原健一，藤盛孝博，五十嵐正広，渡邉聡明 編：大腸疾患 NOW 2009, 2009, p.117-126, 日本メディカルセンター，東京」を改変したものであることを付記する．

（田中信治）

2章 大腸 ESD の術者に求められる条件

ポイント

- 大腸 ESD の登場により，従来の EMR や polypectomy 等の内視鏡治療と腹腔鏡下手術，ならびに開腹手術を加えた治療体系は高度化し，より適正な治療が可能な時代となった．
- 大腸 ESD は決して冒険的発想から試される治療手技ではなく，倫理性も問われる．また，本手技の修得には安易なショートカット的方法はなく，確実に技術を研鑽し積み重ねていくことが最終的には近道となる．
- 大腸 ESD の技術修得では段階的トレーニングが必要で，内視鏡を取り巻く基礎知識から，挿入法を含むスコープ操作や止血術や EMR，そして胃の ESD 手技と偶発症対策等がステップとなる．
- 安全に ESD を遂行するには良好な内視鏡術野の展開がもっとも重要な要素となる．
- 剥離操作では手術手技の基本となる layer to layer の概念にそって，層を常に意識して，必ず直視下で手技をすすめることが偶発症の回避につながる．
- 大腸 ESD は外科手術に例えるとデバイスはメスに，スコープはメスホルダーに相当し，切開剥離ではスコープ先端部のぶれない操作が重要なポイントとなる．
- 安全で根治的な大腸 ESD を遂行するには，手技に走らず，絶えず内視鏡診断学を反芻し，止揚していく努力が大切となる．

■ はじめに

近年，日本の大腸癌の発生率は 20 年前の 2.5 倍と増加し[1]，女性の死亡原因の第 1 位に，男性では第 2 位となった．大腸癌に対する早期診断・治療が重要視される背景要因であり，それと並行して早期大腸癌に対する内視鏡診断学は進歩した[2]．一方治療学では，西暦 2000 年後に本邦から endoscopic submucosal dissection（ESD）[3] が登場し，endoscopic mucosal resection（EMR）や polypectomy の内視鏡治療と腹腔鏡下手術，および開腹手術を加えた治療体系は高度化し，より適正な治療が可能となった（図 1，2）．しかし，最近の ESD の技術や周辺機器

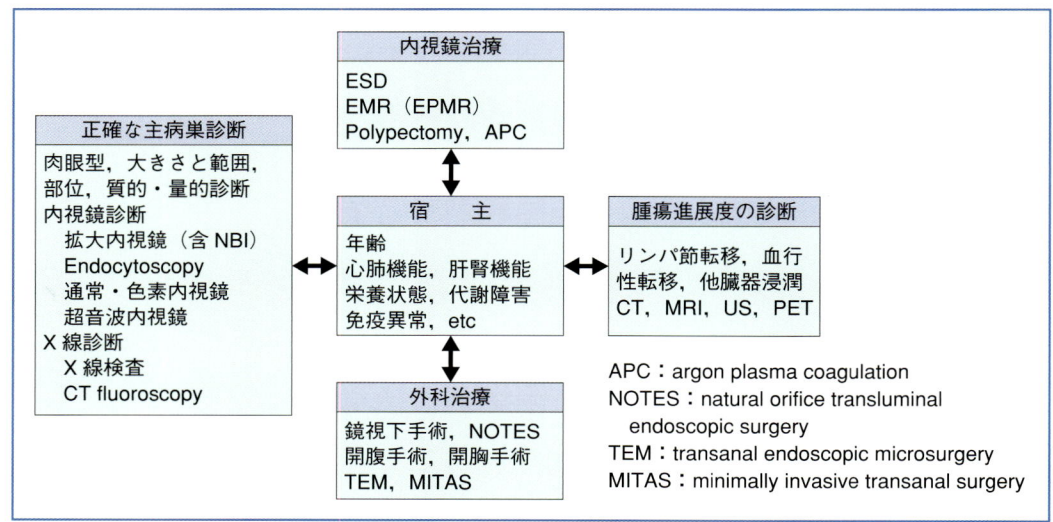

図1 大腸腫瘍性病変に対する適正治療体系

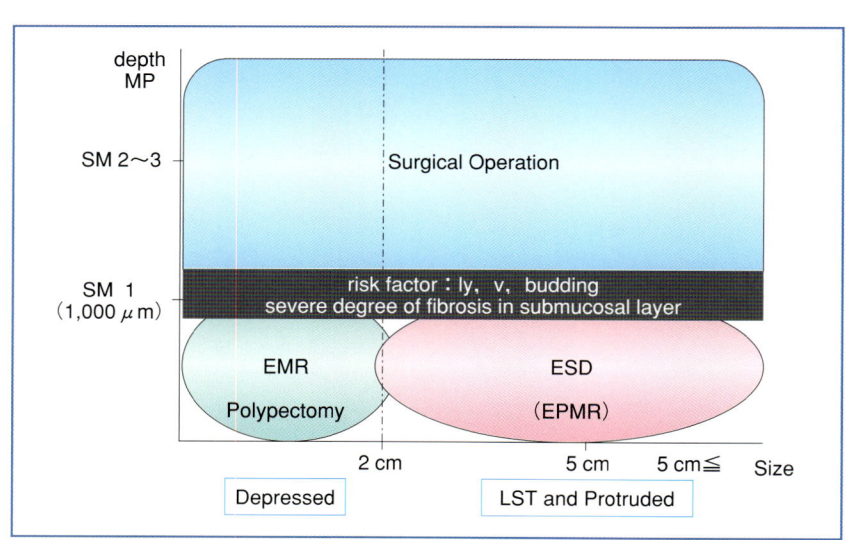

図2 早期大腸癌の大きさ，深達度，ならびにリンパ節転移危険因子からみた治療戦略
粘膜下層の線維化の程度は治療方針を決定する一要因となる．

の進歩により安全性は向上したとはいえ，その手技的難易度ならびに偶発症の頻度[4]は食道・胃のESDに比べて高く，技術修得は容易ではない．

本章では，以上の現状に立脚し，大腸腫瘍に対するESDを開始するにあたっての術者に求められる条件，ならびに手技[5]の要点について述べる．

■ I．大腸 ESD を安全に遂行するために術者に求められる条件

　　大腸 ESD は決して冒険的発想から試される治療手技ではなく，診断能力や内視鏡治療の技術，そして倫理性も問われる．それは術者のみならず助手，パラメディカルを含めたチーム，そして施設全体に通じる．すなわち，報告例[4]でも散見されるように穿孔・腹膜炎や後腹膜気腫から膿瘍形成，そして緊張性気胸など重大な偶発症にいたっては polypectomy や EMR などに伴ったそれの比ではなく，より厳格なリスクマネージメントのもとに遂行されるべき手技といえる．

　　また，大腸 ESD の手技修得には安易なショートカット的方法はなく，確実に技術を研鑽し積み重ねていくことが最終的には近道となる．同時に，ESD では手技に難渋することも少なくなく，術者には切開剥離を一歩一歩進め，最後まで完遂する強い忍耐力が要求される．

■ II．大腸 ESD を開始する技術的条件

● 1．大腸 ESD 修得のためのトレーニング

　　胃や食道の ESD に比べ，大腸の ESD はその解剖学的・組織学的特性より難易度が高く，より高度な技術が必要となる．とくに，穿孔や出血の偶発症は施行例 50 例以下の初期段階での発生率がもっとも高く[4]，ESD 開始前の十分な治療手技と診断学の修得が重要となる．著者らは，以上の観点から従来の内視鏡トレーニングのうえに大腸 ESD の技術修得を目的として，以下のような段階的トレーニング[6]を構築した（図 3）．

　　第 1 に基礎段階として，内視鏡ならびに周辺器機，デバイス，使用薬剤などに習熟する．第 2 に上部消化管内視鏡検査を難なくこなせるようスコープ操作の技術や診断学を学習する．第 3 のステップとして軸保持短縮法による大腸内視鏡挿入手技の修得，そして第 4 のステップでは上部消化管や大腸における止血術や polypectomy，EMR ないし EPMR などの治療手技を体得する．以上の技術を身につけて初めて ESD を安全に行える技術修得の基本段階に到達したと判断される．次の第 5 のステップとして ESD 治療手技の見学，そして助手を務め，また動物モデルを用いたシミュレーションや各種ライブへの参加，学習を行い技術と知識の高度化をはかる．そして，第 6 のステップとして熟練者の指導により胃の前庭部病変から ESD を開始する．以上の段階的トレーニングにおいて安全な胃病変に対する ESD と偶発症に対する対処法を修得したうえで初めて食道，そして難易度のもっとも高い大腸 ESD への準備が整ったと判断される．

　　著者らは，早期胃癌に対する ESD を先端型デバイスである Hook Knife[7]を用いて 20 例経験してから大腸 ESD を開始したが，その臓器特性による困難性を認識しつつも安全に行うことが可能であった．その後 204 病変の大腸 ESD を経験

したが穿孔は初期の微小穿孔1例（0.5％）のみで，EMRとほぼ同等の安全性を確立しつつある（**表1, 2**）．

一方，同時並行的に消化管腫瘍に対する質的診断学，および深達度診断学を絶

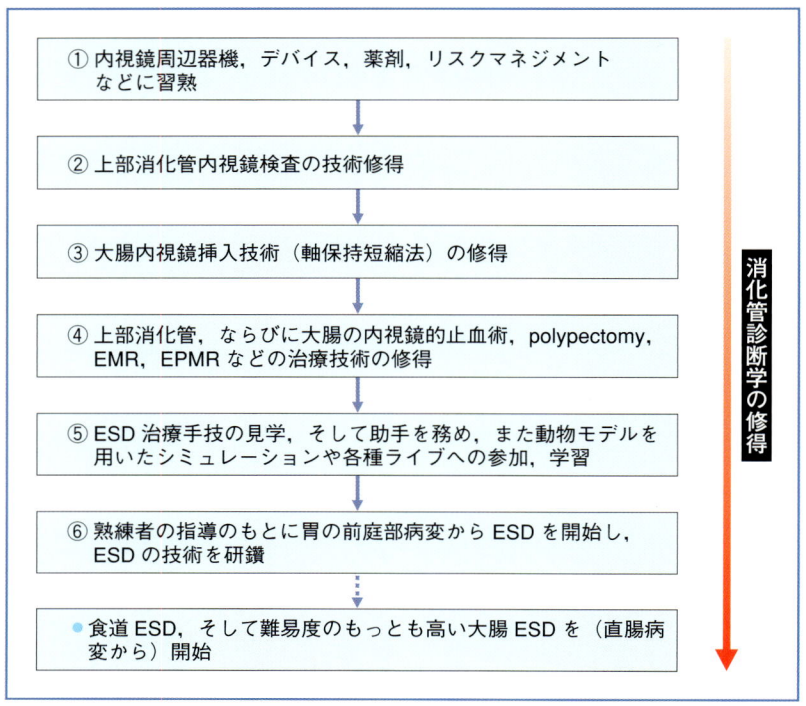

図3 大腸ESDの手技修得を目的とした段階的なトレーニングシステム

表1 大腸ESD症例の臨床病理学的特徴と偶発症の頻度

200例（男：125 cases，女：75 cases，平均：66.8 ys.）204病変

● ESD 204病変の一括切除率，腫瘍径，術時間

　一括切除：193（94.6％）病変
　分割切除：11（5.4％）病変
　大きさ：31.6 mm（mean, 5 to 105 mm in diameter），
　術時間：62.9分（mean, 7〜390 minutes）

● ESDにて摘除された204病変の臨床病理学的事項

　部　位　　R：38，S：66，D：12，T：34，A：30，C：24
　肉眼型　　LST：150（LST-G：94，LST-NG：56），
　　　　　　I：46，IIc＋IIa：4，IIa＋IIc：3，IIc：1
　pit pattern　V_N：1，V_I：84，IV：91，III_L：24，III_S：1，I(SMT)：3
　病理組織所見　adenoma：84，M：85，SM 1：15，SM 2〜3：16，
　　　　　　　　Lipoma：1，Carcinoid：1，Hamartoma：2

偶発症：微小穿孔1例（0.5％），クリップ閉鎖で完治

表2 ESD（204病変），ならびにEPMR（47病変）にて摘除された腫瘍性病変の肉眼型，大きさ別の内訳と予後

Size（mm）		＜20	20〜29	30〜39	40〜49	50 mm〜	Total
Protruded	ESD	1*	33(21)	10(6)		2(0)	46(27)
	EPMR		10(9)	4(3)	1(0)		15(12)
Laterally spreading tumor（LST）	ESD	1(1)**	67(30)	36(21)	20(12)	26(19)	150(83)
	EPMR		※2/17(8)	7(4)	※1/3(3)	5(2)	3/32(17)
Depressed	ESD	**8(6)					8(6)
	EPMR						
Total		10(7)	※2/127(68)	57(34)	※1/24(15)	33(21)	※3/251(145)

（ ）：cancer，＊：carcinoid，＊＊：recurrence after EMR
※：3 lesions（6.4％）of recurrence in piecemeal EMR cases
＊＊：IIc＋IIa：4，IIa＋IIc：3，IIc：1
EPMR 47例中3例（6.4％）に遺残・再発を認めたが，ESD症例では再発例はみられなかった．

えず修得しておくことが必要不可欠で，以上の努力を背景に診断から治療までの高度な内視鏡治療が可能となる．

2．大腸ESDと外科手術の類似点―層を見極めることの重要性

　ESDは粘膜下層に沿って剝離を進める一種の手術手技であり，腹腔鏡下手術を含む外科手術の基本となるlayer to layerの概念に合致する．この層を意識して手術を進めることにより不必要な出血や偶発症を回避し，系統だった根治手術が可能となる．一方，胆囊炎のような炎症や癒着により層が不明瞭の場合においてもそれを意識した手技が重要で，炎症や癒着の少ない部分から本来のあるべき層を想定し，層を作っていく意識で剝離を進めることが手術のコツとなる．したがって，外科手術的要素を有したESDにおいては，その修得にあたり手術の経験や見学によりlayer to layerの重要性や見極め方を学ぶことも技術修得の一助となる．

3．胃・食道ESDと大腸ESDの相違点

　上部消化管のESDでは，著者らは前方送水機能を有するGIF-H260Zを用い，先端アタッチメントを装着して行っている．

1）胃病変に対するESDの特徴

　①胃は約500 mlの容積を有し，食道胃接合部から幽門輪まで，病変の部位と肉眼型により差はあるが，その全体像を内視鏡的術野に捉えることが可能，②組織学的に粘膜固有層，粘膜筋板，および固有筋層は大腸と比較して厚みを有する，③胃の小弯には小網が，また大弯には大網が付着し漿膜を支持している，④胃体部前後壁から大弯の粘膜筋板直下には比較的厚い脂肪織が存在する，⑤潰瘍瘢

痕による強固な線維化を伴った病変が存在する，⑥癌の組織型や背景粘膜（慢性胃炎）によって範囲診断に苦慮する例が存在する，などである．

　胃のESDにおける安全性は比較的確立されており，事実前庭部の病変に対するESDは10～30分で摘除可能である．一方，ひだを巻き込んだ体部前後壁やfornixにかかる大きな病変，および強固な潰瘍瘢痕を伴った病変では大腸ESDとは異なった意味で難易度が高い．いずれの場合においても大腸に比べ固有筋層が厚いという認識から大胆に剝離を進めることが可能で，先端型のデバイスでは穿孔をきたしたとしてもクリップで閉鎖可能な小さな穿孔であり，保存的治療で完治する．

2）食道病変に対するESDの特徴

　①頸部食道においてはやや術野の展開が難しいが，中下部では内腔はほぼストレートで良好な視野が得られる，②通常の左側臥位の体位では，右から前壁の病変に対するアプローチは容易であるが，左側の病変では液体が貯留し視野が不十分，③漿膜を有さず，筋層の損傷や断裂は即穿孔につながる，④食道静脈瘤の合併例や放射線治療後の線維化症例では剝離に難渋する，などの特徴を有する．

　食道ESDは大腸ESDと類似しており，そのコツは粘膜下層の下1/2から2/3くらいの位置で剝離し，固有筋層を露出せず薄く粘膜下組織を残すことであり，線維化のない場合の剝離は血管処理を丁寧に行うかぎり比較的容易である．

III．安全に大腸ESDを遂行するために術者に求められる技術的条件

1．スコープ先端部のぶれない内視鏡操作

　大腸ESDは外科手術に例えるとデバイスはメスに，スコープはメスホルダーに相当し，切開剝離ではスコープ先端部のぶれない操作が重要となる．すなわち，意のままにスコープやデバイスを操作できる技術と場の設定が大切で，意に反した動きは偶発症の原因となる．したがって，内視鏡挿入法は腸管軸と内視鏡軸の一体化した軸保持短縮法が理想的である．

　大腸ESDでは，先端アタッチメントを装着するために内視鏡先端の硬性部分が長くなり，深部大腸への挿入がやや難しくなるが送気を極力抑え，腸管を短縮することで後の操作が容易となる．著者らは全例拡大内視鏡（CF-H 260 AZI, PCF-260 ZI：Olympus社製）による観察・診断を行ってESDの適応を決定し，日時を変えて前方送水機能を備えたPCF-Q 260 J（Olympus社製）を用いてESDを行っている．このPCF-Q 260 Jは回転半径が小さいぶん小回りが利き，病変へアプローチしやすく，また送水機能により絶えず術野をクリーンな状態に保つことが可能である．

　一方，深部大腸ではシャフトが細く柔らかいため手技中に蠕動などの影響でループを作ってしまうことが懸念されたが，吸収能の高いCO_2送気を併用することで解消された．すなわち，CO_2は空気の200倍の吸収能といわれ，その吸収能に

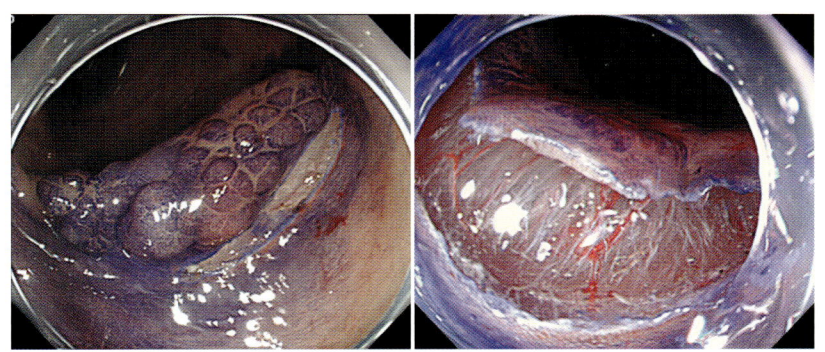

図4 体位変換
大腸ESDでは，体位変換により重力を利用すると良好な術野（粘膜下層）が展開される．

より腸管が比較的虚脱した状態が維持されてループを形成し難い状態を保つことが可能となった．

2. 大腸ESDの術野の展開

　大腸ESDでは，第一に適切な前処置が必要条件で，外科手術と同等の意識をもって行う必要がある．すなわち，良好な前処置によって初めてスムーズな内視鏡挿入，病変の観察，術野の展開，切開剥離に至る一連の診断・治療が可能となる．また，万が一穿孔に遭遇してもクリップによる閉鎖で汚染による腹膜炎などを予防し，保存的に治癒しうる可能性が高くなる．

　また，ESDの術野は前方視ないし反転視にかかわらず，病変全体が視野の下方に設定できる位置がもっとも適している．しかし，局在部位により視野の上方ないし側方に病変が位置することもしばしば経験される．その際は，液体の貯留する側の対側に病変を置くよう体位変換すると，病変や局注液の重みを利用することができて手技が容易となる（図4）．また，conscious sedation下では体位変換や息止めなどの患者との連携が可能で，とくに脾彎曲から横行結腸，そして上行結腸から盲腸の病変では呼吸性移動が激しく，息止めなどの協力が必須となる．その際のsedationは，著者らはdiazepamで導入し抗コリン作用を有するpethidine hydrochorideで維持している．腸管の蠕動抑制の目的ではBuscopan®を用いるが，ペパーミントオイルの撒布も同様の効果があり有用である．

3. ESDにおける高周波電源の条件，ならびに先端アタッチメントと局注液

　著者らは食道，胃，大腸のすべてにおいて直視下で粘膜下層を剥離することを基本と考え，デバイスは大腸ではQ長のHook Knife（KD-620 QR, Olympus社製）を用いて先端アタッチメント（D-201, Olympus社製）を併用している．また，Water jet systemは必須であり，前方送水機能を備えたPCF-Q 260 J

表3 高周波装置の設定条件

	ICC 200	VIO 300 D
切開	Endo Cut effect 3, 100〜120 W	Endo Cut Q effect 2〜3 ないし Forced 30 W
剝離	Forced 30〜40 W ないし Endo Cut effect 2, 60 W	Swift Coagulation 30〜50 W, effect 5
止血	Soft Coagulation 60 W	Soft Coagulation 30 W, effect 6,

（Olympus 社製）は大腸 ESD にもっとも適している．一方，送水機能のない通常の内視鏡スコープを用いて ESD を行う場合は，送水チューブを外付けで装着して対応している[8]．すなわち，通常の先端アタッチメントにメスで小さな穴を開け，同部に局注針の針部分を切り離し，チューブのみを挿入した手製の装置で，容易に作製可能である．留意点は，送水チューブの位置を鉗子口と重ならないよう固定すること（通常は視野の下方）で，チューブと先端アタッチメントは耐水性の優れたテープで固定する．

また，高周波 Generator（ERBE, Tubingen, Germany）の設定条件は**表3**の通りである．

局注液はグリセオール®液を基本とし，必要に応じてヒアルロン酸ナトリウム（ムコアップ®，ジョンソン・エンド・ジョンソン社製）を適時併用している．また，著者らは粘膜下組織の本来の透見像を重要視しており，局注液にインジゴカルミンは加えていない．

以下，具体的な手技については，第5章にて述べられている．

文献

1) Kotake K, Honjo S, Sugihara K, et al : Changes in colorectal cancer during a 20-year period : An extended report from the Multi-Institutional Registry of Large Bowel Cancer, Japan. Dis Colon Rectum 2003 ; 46 : S32-S43
2) 為我井芳郎，工藤進英，木暮悦子，他：陥凹型早期大腸癌の内視鏡診断と治療．消化器外科 2002 ; 25 : 1643-1658
3) 細川浩一，吉田茂昭：早期胃癌の内視鏡的粘膜切除．癌と化学療法 1998 ; 25 : 476-483
4) 津田純郎：大腸腫瘍 ESD の偶発症とリスクマネジメント．早期大腸癌 2006 ; 10 : 539-550
5) Tamegai Y, Saito Y, Masaki N, et al : Endoscopic submucosal dissection : a safe technique for colorectal tumors. Endoscopy 2007 ; 39 : 418-422
6) 為我井芳郎，斎藤幸夫，正木尚彦，他：大腸 ESD の技術修得とそのための条件．胃と腸 2007 ; 42 : 1115-1126
7) 小山恒男，菊池勇一，宮田佳典，他：食道癌に対する EMR の選択方法；新しい EMR 手技— Hooking EMR method の有用性．臨牀消化器内科 2001 ; 16 : 1609-1615
8) 為我井芳郎，大嶋隆夫，長沖祐子，他：大腸 ESD のコツとピットフォール；胃と大腸の違いを含めて (8) 大腸腫瘍に対する安全な ESD—外付け Water Jet System 装着アタッチメントを用いて．早期大腸癌 2006 ; 10 : 531-538

（為我井芳郎）

3章 施設に求められる条件と準備機材について

ポイント
- 入院設備, 外科バックアップ体制が整っていることが必要不可欠.
- 万一の穿孔に備え, 前処置の強化が重要.
- 送気にCO$_2$, ヒアルロン酸ナトリウム (ムコアップ®) は必須.
- ESDナイフの選択は胃と異なる.
- 大腸ESDでは先端アタッチメントは長めに装着する.

■ はじめに

大腸粘膜下層剥離術 (endoscopic submucosal dissection; ESD)[1~8]を安全に完遂するためには, 周到な事前の準備が不可欠である. この項では, 必要不可欠な装置・器具について, さらには大腸ESDを施行するにあたっての心構えについて述べる.

■ I. 施　設

大腸ESDは, 通常内視鏡的粘膜切除術 (EMR) と異なり外科手術に近い手技である. 最近は, さまざまな安全なESD用デバイスが開発され, またESDの手技自体が保険収載された胃や食道で多く施行されるようになった. それに伴い, それぞれの施設の手技レベルが向上しているとはいえ, 通常EMRと比較すると穿孔などの偶発症の発生頻度は高い. また穿孔が発生した場合に, クリップ縫縮にて対応可能といった報告[9),10)]も増えてはいるものの, 腹膜炎を併発する危険性が少なからず存在する. したがって, 入院設備, 外科バックアップ体制が整っていることが必要不可欠な条件と考える.

■ II. 前処置

万一の穿孔に備え, 前処置の強化が重要となる. 当院の大腸ESDクリニカルパスでは治療前日入院のうえ, 低残渣食, 治療当日の絶食, ポリエチレングリコール含有溶液 (PEG) 3l (看護師が便の性状を適宜確認し, 必要に応じてPEG

の0.5〜1*l*追加，微温湯浣腸などを行う）を原則としている．高齢者でPEG 3*l*内服が難しい場合は2*l*とし，前日の食事制限や腸管蠕動促進剤（ガスモチン®，プリンペラン®など）で調整する．

III. 局注液

表面型腫瘍の粘膜下に生理食塩水を注入して病変を隆起させた後にポリペクトミーに準拠して粘膜を切除するEMRが適用されてきたが[11]，20 mmを超える病変に対しては分割EMR（EPMR）となることが多い．そこで十分な粘膜下膨隆を長時間維持する目的でグリセオール®の有用性が報告されているが[12],[13]，大腸においてESDを行うにはグリセオールのみでは十分でない．とくに大腸ESDの良い適応である非顆粒型側方発育型腫瘍（LST-NG）[14],[15]においては局注してもliftingが不良である場合が多く，さらに粘稠度の高い局注液が必要となり，山本ら[16]が大腸ESDに使用しているヒアルロン酸ナトリウム（スベニール®，アルツ®）が必須となっている．以前はヒアルロン酸ナトリウムに対して大腸EMRへの保険適用が認められていなかったが，現在ムコアップ®に保険が適用されたためこれを原液で使用している．ただし，最初からムコアップの粘膜下局注を試みると粘稠度が高く筋層内局注となる危険性もあるため，グリセオールや生食で粘膜下層に局注剤がしっかり局注されていることを確かめた後にムコアップを局注し，最後にグリセオールで局注針のシース内に残ったムコアップをフラッシュするサンドイッチ方式をとっている．またグリセオール200 m*l*に1〜2 m*l*のインジゴカルミン，および1 m*l*のボスミンを混合し，粘膜下層の視認性を高め，止血効果をも期待している．

最近では，メチルセルロースなどのさらに粘稠度の高い局注液も研究されており[17]，すでに欧米では臨床的に使用している施設もある．

IV. ESD用ナイフ（図1）

胃において針状メスで周囲切開を行った後にスネアリングする平尾らのendoscopic resection with local injection of HSE solution（ERHSE法）という方法がESDの原点となっている．しかしながらその方法を用いても腫瘍径の大きな病変では分割切除となってしまうため，その後，細川・小野らが何とか粘膜下層を剥離して一括切除を可能とする方法はないかと思案し開発したのが針状メスの先端に絶縁セラミックチップを擁したITナイフである[18]〜[21]．現状のITナイフについては，大腸ESD導入のデバイスとしては推奨されていないが，先端チップを小さくした改良型ITナイフを開発中である．その後，食道や大腸などにおいてもESDを安全に行うためさまざまなナイフが開発されている．

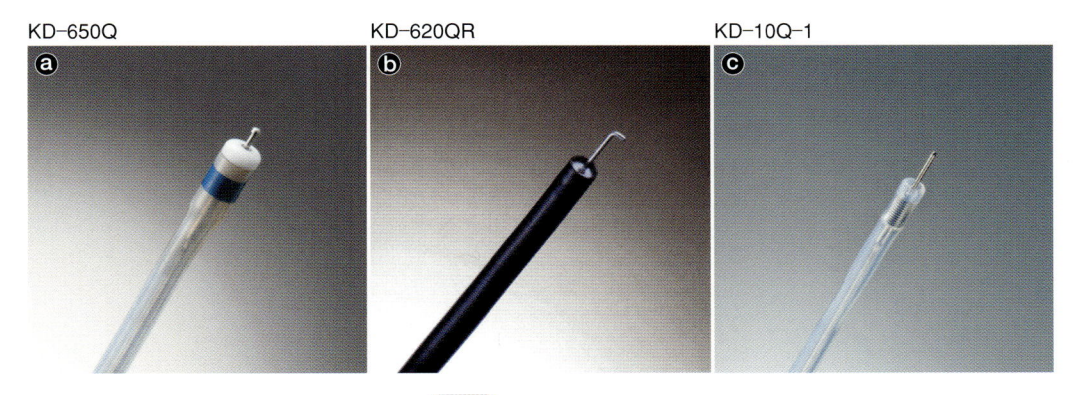

図1 ESD 用ナイフ
a：Dual Knife，b：Hook Knife，c：針状ナイフ

1. Dual Knife（KD-650 Q）

　　Flex Knife の改良型として開発されたナイフであり 2008 年 12 月に市販されている．ナイフ長の調整が煩雑であった Flex Knife の問題点を克服し，マーキング用のナイフ収納時と，切開・剥離用の 1.5 mm（大腸用）に固定した．ナイフ長が 1.5 mm と短いため，とくに筋層が薄い大腸にて安全に切開・剥離することが可能である．シースは Flex Knife 同様に細径であるため，チャンネル内にナイフが挿入されている状態でも吸引が行いやすい点もメリットである．なお，胃用としてはナイフ長 2 mm がラインアップされている．

2. Hook Knife（KD-620 QR）

　　小山らが考案し，おもに食道 ESD で使用されているデバイスである[22]．とくに線維化の強い部位の剥離においては先端アタッチメントなどを装着した状態で潜り込み，Hook Knife でその線維化部分を少しずつ剥離する方法が選択される．Hook Knife は，ナイフの方向を腸管壁と平行あるいは内腔に向ける必要がある．2008 年秋に大腸用にシースの有効長が長いタイプの Hook Knife が市販されている．

3. 針状ナイフ（KD-10 Q-1）

　　山本ら[16] により ERCP 用のプリカッティングナイフが大腸 ESD でも使用されている．シャープな切開・剥離が可能で，ねらった部位を確実に切開できる利点がある反面，筋層に向かって通電すると容易に穿孔をきたす危険性がある．

V．止血デバイス（図 2）

大腸用 Coagrasper® （FD-411 QR）

　　粘膜，筋層の薄い大腸用に，カップを小型化し，さらにカップの開き幅も鋭角

FD-411QR

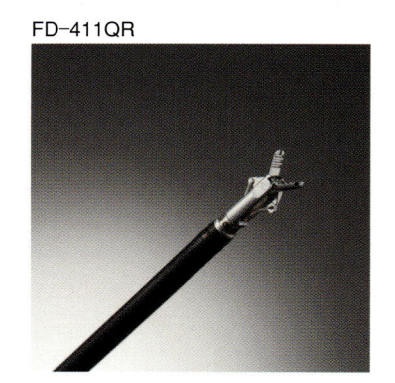

図2 止血デバイス

に調整し穿孔・遅発性穿孔の危険性を減じた Coagrasper が開発された．有効長も 195 cm あり，大腸 ESD における操作性も向上している．大腸では壁が薄いため，過度な通電は穿孔の危険性があるので，慎重を要する．また太い血管は切開前にあらかじめ止血しておくことが望ましい．Coagrasper の最大の利点は回転機能を搭載している点である．

VI．高周波装置の種類・設定

主に表に挙げる 3 種類が使用されている．それぞれの高周波装置・デバイスに適した設定を表で示す．設定は術者によって好みの分かれるところであるので，いくつかのバリエーションを提示する．

表 高周波装置の設定

処置	処置具	ICC シリーズ	VIO 300 D	ESG-100
粘膜切開	Dual Knife	Endo Cut　Effect 2　30 W	Endo Cut　Effect 2　30 W	Pulse Cut　20 W
	Hook Knife	Endo Cut　Effect 3　80 W	Endo CutQ　Effect 2　Duration2　Interval 2	Pulse Cut　20 W
粘膜下層剝離	Dual Knife	Forced Coag　30 W	Swift Coag　Effect 4　30 W	Forced Coag 2　20 W
	Hook Knife	Forced Coag　40 W	Swift Coag　Effect 4　40 W	Forced Coag 1　30 W
止血	Coagrasper	Soft Coag　50 W	Soft Coag　Effect 5　50W	Soft Coag　50 W

Ⅶ. 内視鏡

　大腸 ESD における反転操作は，ESD を安全にかつ speedy に施行するために非常に有用である．そこでわれわれは，大腸のいかなる部位においても反転操作を行うことを想定して，細径大腸スコープである Olympus 社製 PCF-240 ZI をおもに使用していた．

　肝彎曲付近でスコープの固定が難しい病変では，やはり ESD が非常に困難となる．そのような病変に対し，矢野ら[23]は，大腸 ESD 専用のダブルバルーン内視鏡を開発し有効性を報告している．さらには，2008 年に water jet 機能付きの大腸用細径スコープ，PCF-Q 260 J（Olympus 社製）も開発され，最近ではすべての大腸 ESD をこのスコープで施行している．

Ⅷ. 先端アタッチメント（図3）

　大腸 ESD では先端アタッチメントは必須である．胃の ESD と比較し，先端を長めに装着することが粘膜下層を直視するためのポイントである．

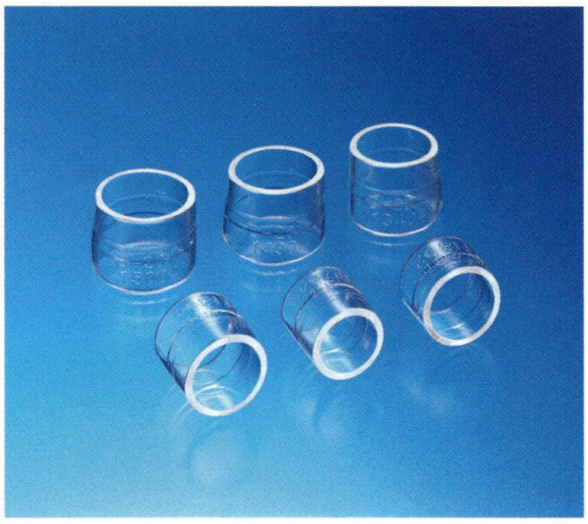

図3　先端アタッチメント（D-201）

Ⅸ. 送　気

　大腸 ESD においては，腫瘍径の大きな病変を対象にしているため治療時間は長くなる傾向にあり，腸管内に多量の空気が注入されると被検者の苦痛は大きい．これらの問題を解決するため 2004 年 10 月より大腸 ESD において送気に CO_2 を用いている．現在まで 300 例以上に実施したが数例で軽度嘔気の訴えがあったのみで問題となるような偶発症は経験していない[2]．意識下鎮静法で行っているため CO_2 retention の危険性は少ないが，念のため 50 例ほど経皮的に CO_2 濃度をモ

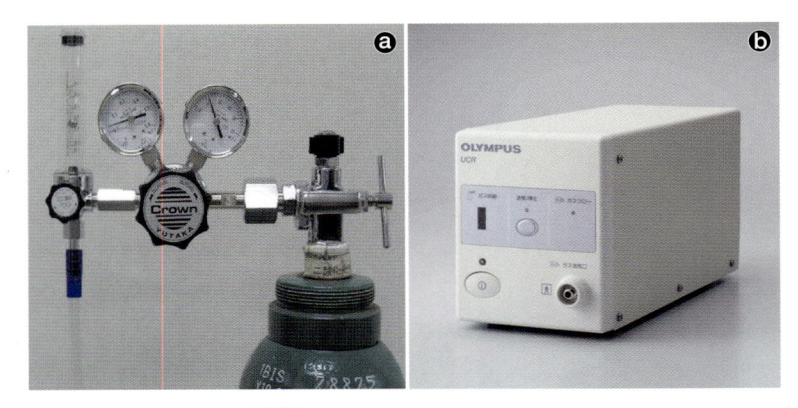

図4 CO_2 ガスレギュレーター

ニターしたところ，問題となるような CO_2 濃度の上昇は認めなかった．したがって現在は SaO_2 のモニターのみで CO_2 送気を使用している．慢性閉塞性肺疾患，重度心疾患のある患者に対しては使用を控える必要がある．

● **CO_2 送気のための機材の準備**

①CO_2 ガスボンベ，②CO_2 ガスレギュレーター，③CO_2 ガス送気用タンク，の3点が必要である．

①CO_2 ガスボンベは，腹腔鏡下手術で使用されているものである．通常10lタイプを使用している．

②CO_2 ガスレギュレーターについては，YUTAKA社製〔Crown，Model FR–IIS–P（図4a）〕およびOlympus社製の CO_2 ガスレギュレーター UCR（図4b）を使用している．Olympus社製のUCRは，煩雑な設定も必要とせず安定した CO_2 流量を得ることができ，バルブの開閉を誤った場合に，急速に CO_2 が腸管内に注入されるのを防ぐことができる．既存のガスレギュレーターと比較し多少高価ではあるが，簡便性・リスクマネージメントの観点からも有用である．

③CO_2 ガス送気用の送水タンクもすでに市販されている（MAJ-902）．

④送ガス・送水ボタンは CO_2 専用（MAJ-521）が市販されているが，われわれはボタンの操作性から通常の送ガス・送水ボタンを使用している．若干 CO_2 が漏出するが臨床上問題とならない程度である．

■ おわりに

ESDを安全に完遂するために必要不可欠な装置・器具について，さらには大腸ESDを施行するにあたっての心構えについて述べた．大腸ESDにおいては，これらの準備に加え，大腸内視鏡挿入法（軸保持短縮法），拡大内視鏡診断に基づいた内視鏡診断学，ESD技術，計画的分割切除（EPMR）の知識・技術，合併症

に対する対応のすべてが必要不可欠である．大腸 ESD 用に他社からもいくつかのデバイスが販売されているが，重要なことは大腸および大腸腫瘍の特性と，デバイスの特性の両者を完全に把握したうえで，万全の準備のもと治療を行うことである．

文 献

1) Saito Y, Emura F, Matsuda T, et al：A new sinker-assisted endoscopic submucosal dissection for colorectal cancer. Gastrointest Endosc 2005；62：297-301
2) Saito Y, Uraoka T, Matsuda T, et al：A pilot study to assess safety and efficacy of carbon dioxide insufflation during colorectal endoscopic submucosal dissection under conscious sedation. Gastrointest Endosc 2007；65：537-542
3) Saito Y, Uraoka T, Matsuda T, et al：Endoscopic treatment of large superficial colorectal tumors：A cases series of 200 endoscopic submucosal dissections（with video）. Gastrointest Endosc 2007；66：966-973
4) Yamazaki K, Saito Y, Fukuzawa M：Endoscopic submucosal dissection of a large laterally spreading tumor in the rectum is a minimally invasive treatment. Clin Gastroenterol Hepatol 2008；6：e5-6
5) 矢作直久, 藤城光弘, 小俣政男, 他：手技の解説―フレックスナイフを用いた内視鏡的粘膜下層剥離術（ESD）. 臨牀消化器内科 2004；19：1559-1564
6) Kodashima S, Fujishiro M, Yahagi N, et al：Endoscopic submucosal dissection using flexknife. J Clin Gastroenterol 2006；40：378-384
7) Sano Y, Fu KI, Saito Y, et al：A newly developed bipolar-current needle-knife for endoscopic submucosal dissection of large colorectal tumors. Endoscopy 2006；38(Suppl 5)：E95
8) 豊永高史, 西野栄世, 廣岡大司：送水機能付きショートニードルナイフ（FlushKnife™）の開発. 消化器内視鏡 2005；17：2167-2174
9) Taku K, Sano Y, Fu KI, et al：Iatrogenic perforation associated with therapeutic colonoscopy：A multicenter study in Japan. J Gastroenterol Hepatol 2007；22：1409-1414
10) Saito Y, Matsuda T, Kikuchi T, et al：Successful endoscopic closures of colonic perforations requiring abdominal decompression after endoscopic mucosal resection and endoscopic submucosal dissection for early colon cancer. Dig Endosc 2007；19：S34-S39
11) Yokota T, Sugihara K, Yoshida S：Endoscopic mucosal resection for colorectal neoplastic lesions. Dis Colon Rectum 1994；37：1108-1111
12) Uraoka T, Fujii T, Saito Y, et al：Effectiveness of glycerol as a submucosal injection for EMR. Gastrointest Endosc 2005；61：736-740
13) Fujishiro M, Yahagi N, Kashimura K, et al：Comparison of various submucosal injection solutions for maintaining mucosal elevation during endoscopic mucosal resection. Endoscopy 2004；36：638-639
14) Saito Y, Fujii T, Kondo H, et al：Endoscopic treatment for laterally spreading tumors in the colon. Endoscopy 2001；33：682-686
15) Uraoka T, Saito Y, Matsuda T, et al：Endoscopic indications for endoscopic mucosal resection of laterally spreading tumours in the colorectum. Gut 2006；55：1592-1597
16) Yamamoto H, Kawata H, Sunada K, et al：Successful en-bloc resection of large superficial tumors in the stomach and colon using sodium hyaluronate and small-caliber-tip transparent hood. Endoscopy 2003；35：690-694
17) Yamasaki M, Kume K, Yoshikawa I, et al：A novel method of endoscopic submucosal dissection with blunt abrasion by submucosal injection of sodium carboxymethylcellulose：an animal preliminary study. Gastrointest Endosc 2006；64：958-965
18) 細川浩一, 吉田茂昭：早期胃癌の内視鏡的粘膜切除術. 癌と化学療法 1988；25：476
19) 小野裕之, 後藤田卓志, 近藤 仁, 他：IT ナイフを用いた EMR―適応拡大の工夫. 消化器内視鏡 1999；11：675

20) 後藤田卓志，小野裕之，小田一郎，他：胃EMRの適応拡大：大きさからみて―組織学的検索の重要性と一括切除の必要性：ITナイフを含めた検討．胃と腸　2002；37：1145-1154

21) Gotoda T, Kondo H, Ono H, et al：A new endoscopic mucosal resection (EMR) procedure using an insulation tipped diathermic (IT) knife for rectal flat lesions. Gastrointest Endosc　1999；50：9560-9563

22) 小山恒男，菊池勇一，島谷茂樹，他：胃EMRの適応拡大　大きさからみて　一括切除を目指した手技の工夫と成績―Hookingナイフ法 with intra-gastric lesion lifting method. 胃と腸　2002；37：1155-1161

23) 矢野智則，山本博徳，喜多宏人，他：内視鏡機器と治療―ダブルバルーン内視鏡の大腸治療への応用．臨牀消化器内科　2005；20：1803-1808

（斎藤　豊）

4章 大腸ESDを行う際の注意点（胃ESDとの違い）

ポイント

- 屈曲した狭い腸管内での操作となるため，治療に適したスコープを選択し，事前に操作性や体位に応じた病変と重力の位置関係を確認しておく必要がある．
- 病変と健常粘膜との境界は明瞭であるため，通常はマーキングする必要はない．
- 壁の薄い腸管では，良好な隆起の維持がきわめて重要になるため，隆起保持性の良い局注液を使用する．大腸においては，生理食塩水は局注液として薦められない．
- 直視下での確実な処置が望ましいため，処置用のナイフは先端系のものを使用する．大腸においては，ITナイフは使用すべきではない．
- 不用意な止血操作やクリッピングは，処置そのものが穿孔の原因となりかねないため，十分注意して行う必要がある．

■ はじめに

　消化管腫瘍に対する内視鏡的粘膜下層剥離術（endoscopic submucosal dissection；ESD）は，診断・治療の両面においてきわめて有効性の高い治療法である．胃のESDは2006年3月に保険収載され，早期胃癌に対する標準手技としてすでに確立し本邦では広く認知されている．一方，大腸腫瘍に対するESDも徐々に全国に広がりつつあるが，その有効性は誰しもが認めるものの，未だ標準手技とは言い難い．その主な理由は，手技的難易度が高いことと，穿孔により腹膜炎が発生する率が高いためである[1]．

　したがって大腸ESDを行う際には，胃ESDとの違いを十分理解して，臓器特性に合わせた治療を心掛けなければならない．

■ I．臓器の解剖学的特性から

　大腸は胃に比べ管腔が狭く，ハウストラや屈曲が存在しているため，スコープのポジショニングが困難な場合がある．また，パラドキシカルムーブメントや腸

管蠕動によりスコープの保持そのものが容易でない場合もある．さらに，胃と異なり直腸や上行結腸など特定の部位以外では反転操作が困難な場合が多く，なんとか反転可能であっても管腔の狭さやひだの存在によりスコープを動かすことさえ困難になることが少なくない．

大腸は胃に比べ壁が薄いため，不用意な操作で容易に穿孔を起こすこともある．そして万が一穿孔してしまった場合には，胃酸によりほぼ無菌状態の胃と異なり，腸内細菌の影響により対処を誤ると腹膜炎の発生はほぼ必発であることを十分に認識しておかなくてはならない．

しかしながら，不利な面ばかりではなく実際の切除の際には有利な面もある．健常粘膜は非常に薄いため切開に難渋することはほとんどなく，粘膜下層も柔らかく剝離しやすいのが特徴である．よって，スコープが安定し良好な操作性が保たれている状況下では，胃に比べはるかに切開と剝離は容易である．また，下部直腸以外では太い血管があまり存在しないため，止血に難渋することは少なく，胃に比べ出血へのストレスはかなり軽減される．

■ II．治療前の注意点

● 1．術前の準備

大腸 ESD は胃に比べ解剖学的特徴によりスコープの安定性，操作性が不安定なことが多い．よって可能なかぎり事前に一度は術者が治療に用いるスコープで挿入と観察を行い，ESD を想定したスコープの操作性と安定性を確認することが大事である．そのときのポイントとして，反転可能かどうか，また実際に反転してもスコープの操作性が保たれるかどうか，体位変換に応じた重力の向きやスコープの操作性，腫瘍の捉え方を確認することが重要である（図1）．

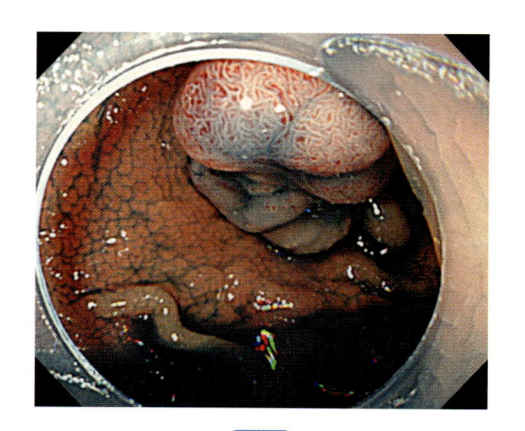

図1
液体が溜まるほうが重力の下側であり，病変が重力の対側にあることが容易に判断される．

また，通常のルーチン検査やEMRに比べ治療時間が長時間に及ぶため，腹満や迷走神経反射には十分注意する必要がある．そのため，病変の大きさや性状により，長時間の処置が予想される病変の場合は，穿孔対策も含めあらかじめCO_2ガス送気の準備をしておいたほうがよい．

● 2. スコープの選択

難易度や治療に伴うリスクが高い大腸ESDにおいては，適切なスコープの選択が治療を成功させるうえできわめて重要になる．通常の大腸ESDでは，鉗子孔がほぼ真下に存在し，細径で操作性のよいPCF-Q 260 J（Olympus社製）が第一選択となる．このスコープは通常の大腸用スコープに比べ先端硬性部がやや短く，アップおよびダウン方向のアングル角も190°に設計されているためより狭い管腔でも反転しやすい．さらに送水機能も備えているため，治療時の有用性が高い．

一方，スコープの安定性，操作性が悪く治療が困難な場合には，バルーン付き内視鏡[2]を使用することにより操作性を確保できる場合が多い．

● 3. ナイフの選択

前述したように粘膜，粘膜下層が薄く柔らかいため切開，剥離がしやすい反面，非常に繊細でありわずかな力でも切れてしまうため，直視下で見えているところのみを処置することが望ましい．そのためナイフの選択はDual Knife（図2）やHook Knife，Needle Knifeなどの先端系の処置具が適していると考えられる．各ナイフの特長については，ここでは触れず他項に譲る．

一方，ITナイフは先端系の処置具に比べ一度に切れる組織量が多いため処置の

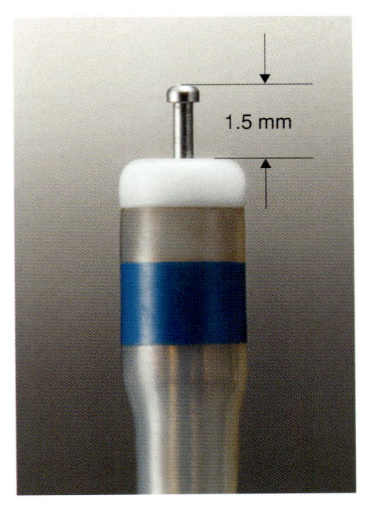

図2 大腸処置用のDual Knife（KD-650 Q）
最大突出長は1.5 mmである．そのまま切開と剥離を行う．

スピードは速いが，大腸壁は胃壁に比べ薄くて柔らかくたわみやすいため，処置具を押し付けると穿孔のリスクが高くなるため，慣れない術者は大腸では使用すべきではない[3].

■ III. 治療時の注意点

● 1. 鎮静とスコープの挿入

　　ESDの際には基本的に鎮静下で処置を行うが，大腸においては胃とは異なり咽頭反射もなくスコープが挿入されること自体での苦痛も少ないことや，体位変換を頻回に行う可能性があることから，意思疎通が可能な程度のconscious sedationで治療を行う．術中の腹満感や不快感を軽減するため，まず塩酸ペチジン35 mg（オピスタン®）を静注し，不安感や緊張が強い場合のみ少量のジアゼパムなどの鎮静薬を追加投与する．遠位結腸や直腸の病変で短時間で治療を終了する場合には，苦痛も少ないため鎮静なしで治療することも可能である．

　　また，胃とは異なり挿入の仕方でその後の操作性が変わってくるため，EMRの際と同様にループを形成せずに可能な限りストレートな挿入を心がける．回盲部までスコープを進めたら，万が一の穿孔に備え可能なかぎり腸管全体を洗浄しておく．便汁を残存させたままの処置は論外である．

● 2. 切開と剥離

　　大腸の粘膜面は胃とは異なり，萎縮が存在せず粘液の付着も少ないため，腫瘍部と非腫瘍部の境界が比較的明瞭である．よってマーキングは大腸の場合は通常不要であり，内腔を洗浄後そのまま局注し治療を行う（**図3**）．安全性を確保するために十分な隆起を形成することがもっとも重要であり，局注液はグリセオール®やヒアルロン酸ナトリウム溶液（ムコアップ®）など隆起保持性のよいものを

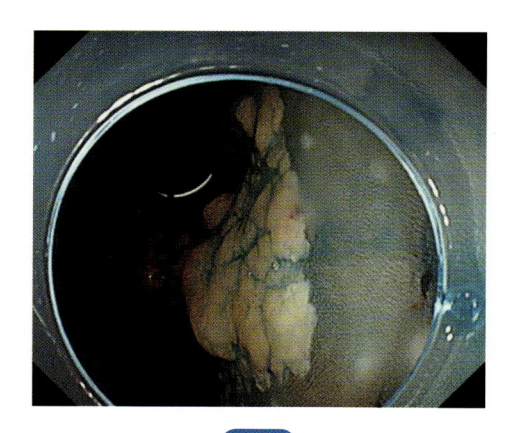

図3
局注後も病変の境界は非常に明瞭であり，マーキングの必要はない．

使用する．胃においては生理食塩水も多用されているが，隆起が平坦化しやすいため大腸においては局注液として使用すべきでない．

切開および剥離時のナイフの長さは，胃 ESD の場合よりも短い 1〜2 mm で十分である．Dual Knife の場合は煩雑な長さの調節が不要で，1.5 mm タイプの KD-650Q で十分な切開と剥離が可能である．

● 3. 高周波の設定

大腸の粘膜は胃に比べ薄くて切れやすいため，切開時の高周波出力設定は胃よりも低めにする．一方，十分に局注液が入った粘膜下組織は，臓器間での格差があまりないため，同一の出力設定でかまわない．設定条件の詳細については他項に記載されているため，ここでは省略する．

● 4. 体位変換と重力の積極活用

大腸においては，腸管の屈曲やひだの存在からスコープの操作性が制限される反面，食道や胃の処置とは異なり，状況に応じて気軽に体位変換を行うことができるという特徴がある．スコープの操作性を改善したい場合や，有効に重力を利用したい場合などには，積極的に体位変換を活用すべきである．適切な体位で病変を重力の上側に保つことができた場合は，局注液が拡散せず病変部に留まるうえ，切開創が開きやすくなり，剥離した病変がめくれて粘膜下層が展開してくるため，安全かつスムースに処置できるようになる場合が多い[4]．

しかしながら横行結腸や S 状結腸の自由腸管では，体位変換を駆使しても重力の向きがあまり変わらない場合もある．そのような状況では，先端アタッチメントを有効に利用しながら，視野を確保して処置する必要がある．病変が重力の下側で水没しやすい状況では，視野が不良になるばかりでなくナイフの切れ味が悪くなり治療に難渋することになるため，常に水を吸引して良好な術野を保つことも重要である．

■ Ⅳ．トラブルシューティング時の注意点

● 1. 出　血

大腸の場合は太い血管が少ないため，大量の出血のため止血に難渋することは少ない．多くの場合は小出血であり，ナイフの先端を用いた軽い凝固処置（Forced coag. または Swift coag.）で止血可能である．その際は，出血点にナイフの先端が触れるか触れないかの状態で，小刻みにペダルを踏み一瞬だけ通電するように心がける．出血点をピンポイントで確実に捉え，決してナイフ先端を筋層に押し付けないように注意する．Dual Knife の場合，先端をシース内に格納した状態であれば 0.3 mm のディスクのみが露出した状態になるため（図 4），止血時に穿孔するリスクもストレスも少ない．

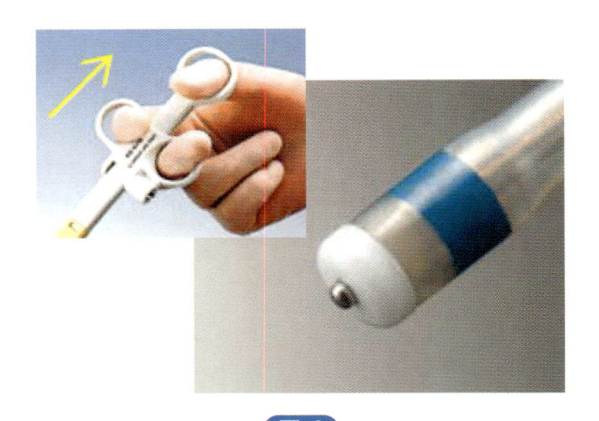

図 4 Dual Knifeを収納すると先端に小さなディスク部分のみが残る．

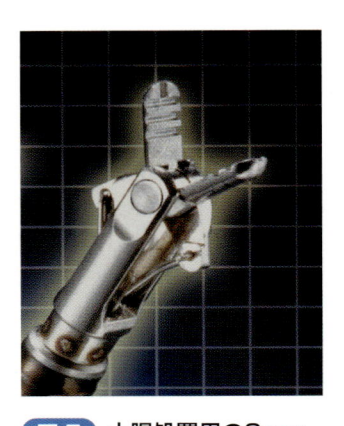

図 5 大腸処置用のCoagrasper
従来のものとは異なりフラットで幅も狭い．

しかし大腸は筋層が非常に薄く，胃とは異なり過剰な凝固処置で容易に穿孔してしまうことが予想される．したがって，ナイフ先端での接触凝固を数回試みて止血できなければ，速やかに止血鉗子の使用を考慮したほうがよい．止血鉗子を用いる場合は，カップが小さく出血点をピンポイントで把持できる大腸処置用Coagrasper（FD-411 QR, Olympus）（図5）やモノポーラ止血鉗子（Pentax）か，深部組織への熱変性がより低いバイポーラ止血鉗子（Pentax）が適していると考えられる．胃でしばしば用いられているhot biopsy鉗子は，周囲の熱変性が強く穿孔のリスクが高くなるため大腸での使用は禁忌である．Coagrasperやモノポーラ止血鉗子を用いる場合は，Soft coag. 50 Wで小刻みに短時間のみ通電し止血する[5]．

また，切除面の露出血管に対する凝固に関しても，遅発性穿孔を避けるため過凝固にならないよう最小限に止めるよう心掛ける．

2. 穿 孔

胃においては穿孔時の腹膜炎はあまり問題にならないが，大腸においては腸管内容液が漏れた場合に，重篤な腹膜炎へと進展してしまうリスクが高い．したがって処置中の小穿孔を見逃さないこと，穿孔を確認したら速やかにクリップにて穿孔部を閉鎖することが重要である．一般的に胃においては，その後の剝離操作の妨げにならないように，ある程度の剝離を行い「とじしろ」を作ってからクリッピングを行うが，大腸の場合には内容液が漏れてしまい重篤な腹膜炎に進展してしまった場合，ESDを完結していても手術は避けえなくなってしまうため，ただちにクリッピングを行うことが原則である．通常，先端系のナイフで処置を行っている場合，穿孔はピンホール状の小孔である場合が多く，ほとんどの場合は1～2本のクリップで容易に閉鎖可能である（図6）．しかし大腸は筋層が薄いた

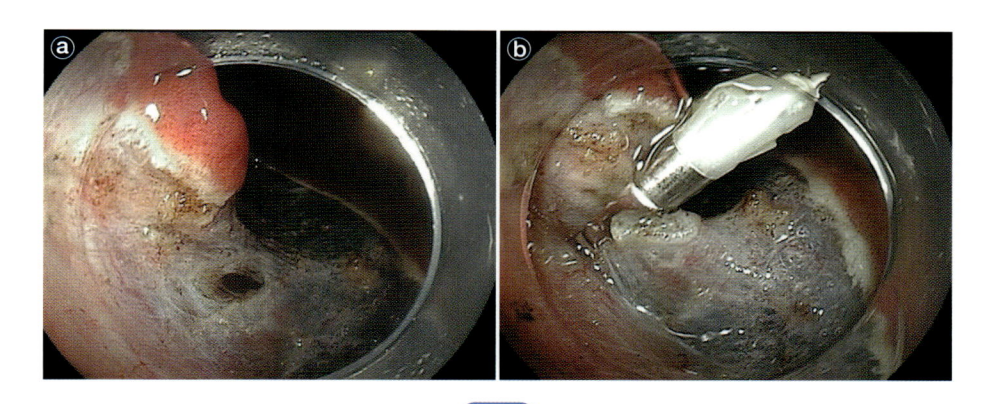

図6
ピンホール状の小穿孔であり，クリップにより容易に閉鎖可能であった．

め，腸管がぴんと張った状態でクリップを押し付けて勢いよく閉じると，クリップそのもので筋層を裂いてしまいかねないため，クリッピング時にはやや脱気した状態でゆっくりクリップを閉じる必要がある．

　また穿孔しても，閉鎖するまでに空気しか漏れなければせいぜい限局性腹膜炎程度ですみ，腸管安静と抗生剤で問題なく経過をみることができる場合が多いため，可能なかぎりきれいに前処置を行い，処置時には内腔を十分に洗浄したうえで内容液を吸引しておくことが重要である．

■ おわりに

　大腸のESDは胃のESDに比べ，難易度もリスクも高い手技である．胃との違いを十分に理解したうえで，最初はスコープ操作も容易でリスクの少ない直腸から治療を始め，徐々に結腸へステップアップすることが望ましい．また，術者は自己の技量を十分認識したうえで治療に臨み，困難病変と判断すれば決して無理せずに中止する決断力を常に持ち合わせることも大切である．

文　献

1) Yahagi N, Fujishiro M, Imagawa A, et al：Endoscopic submucosal dissection for the reliable en bloc resection of colorectal mucosal tumors. Dig Endosc　2004；16：S89-S92
2) 砂田圭二郎，山本博徳，宮田知彦，他：大腸ESDに対する工夫と進歩―ダブルバルーン内視鏡．胃と腸　2007；42；1108-1114
3) Yamamoto H, Yahagi N, Oyama T：Mucosectomy in the colon with endoscopic submucosal dissection. Endoscopy　2005；37：764-768
4) 矢作直久，大塚隆文，布袋屋修：大腸ESDのコツとピットフォール；胃と大腸の違いを含めて（1）Flexナイフ．早期大腸癌　2006；10：489-494
5) 三谷年史，矢作直久：止血鉗子の種類と使い方．田中信治 編：大腸EMR・ESD．2008，120-123，羊土社，東京

（矢作直久，黒木優一郎）

5章 大腸ESDの実際

1 大腸ESDにおけるインフォームド・コンセントのポイント

ポイント
- 大腸ESDによって受ける利益と不利益などを患者に十分に説明し，理解と同意を得る必要がある．
- 写真やビデオを使用して患者の理解が得られる工夫を凝らす必要がある．
- 大腸ESDはいくつかの治療法の一つであり，外科的治療を含めた複数の治療法を提示する．

■ はじめに

インフォームド・コンセント（informed consent；IC）すなわち「説明と同意」は，医療における患者の権利を守るために1960年代に米国で確立した法理で，信託関係と自己決定権の二つの基本原則に由来する[1]．このICは現代医療では必要不可欠であり，さらに医師が守るべき義務ともされている．そのため，なんらかの侵襲を伴い，ある程度の偶発症が発生する医療行為においては，治療の目的，方法，治療によって受ける利益と不利益などを患者に十分に説明し理解と同意を得ることが，その前提となる．

したがって，大腸腫瘍性病変に対する内視鏡治療の際も，その理念を踏襲して作成された『消化器内視鏡ガイドライン』（第3版）[1]にそったICが行われている．大腸における内視鏡的粘膜下層剝離術（endoscopic submucosal dissection；大腸ESD）のICも同様である．ただし，大腸ESDは，切除後の正確な病理組織診断を行ううえで理想的な治療法であるにもかかわらず，手技が難しい，合併症の発生頻度が高い，治療時間が長いなどの課題がある．また，下部直腸以外は局所切除後の機能障害が比較的少ないため，腹腔鏡補助下大腸切除術よりも長時間を要することのある大腸ESDへの疑問もある[2]．さらに，未だに保険適応のない治療

法である．よって，大腸 ESD の IC に際しては，合理的に期待できる実質的な利益のみを強調して説明するのではなく，大腸 ESD の現状説明に加えて，生じうる不利益についても根拠に基づいた具体的事例とその頻度などの客観的情報提供をより慎重に行わなければならない．さらには，ほかの治療法を呈示し，患者自身の意思で大腸 ESD を選択するか否かを決定できる配慮を行ったうえで同意を得る必要がある．

本稿では，大腸腫瘍性病変に対する通常の内視鏡治療〔ホットバイオプシー，ポリペクトミー，内視鏡的粘膜切除術（endoscopic mucosal resection；EMR）〕に共通する，前処置，前投薬（鎮痙剤，鎮静剤，鎮痛剤など）の副作用，抗血栓療法中（抗血小板薬，抗凝固薬投与中）への対応，治療後の治療方針の決定方法，経過観察方法などの一般的な内容は割愛し，大腸 ESD で行う必要があると考えられる IC のポイントを解説する．

■ 大腸 ESD で行う必要があると考えられる IC のポイント

大腸 ESD で行う必要があると考えられる IC のポイントとして，その目的，方法，患者が受ける利益，不利益を取り上げ，最後に患者自身の治療法選択についての説明を加える．

● 1. 大腸 ESD の目的

通常のポリペクトミーや EMR では，摘除することが難しい病変を一括完全摘除することが大腸 ESD の目的と考えられる．しかしながら，適応とすべき病変については，現時点では明確なコンセンサスは得られておらず，学会などで検討中である．そのため，こうした現状説明に加えて，本書第 1 章「大腸 ESD の適応」に提案されている適応病変を引用しながら説明するのも一つの方法と思われる．

● 2. 大腸 ESD の方法

大腸 ESD は，「特殊な処置具を用いて，ポリペクトミーや内視鏡的粘膜切除術では完全摘除が難しい腫瘍を，周囲の正常粘膜を含めて剥ぎ取り，一括摘除する方法である」と，口頭で説明しても容易に理解を得ることはできないだろう．したがって，使用する処置具，内視鏡を含め，ポリペクトミーや EMR との違いを示しながら，患者が理解しやすいよう，図，写真あるいはビデオを使用して理解が得られる工夫を凝らす必要があると思われる．本書に掲載された写真などを活用するのもよいと思われる．

また，所要時間もポリペクトミーや EMR と違い，数時間に及ぶことがあること，さらに長時間を要する治療のために配慮している治療前・中・後の患者監視体制（後述）についても具体的に説明する必要があると思われる．

● 3. 大腸 ESD によって受ける利益

　大腸 ESD は，ポリペクトミーや EMR では完全切除が困難な腫瘍を，周囲の正常粘膜を含めて一括切除するため，患者が受ける利益は，① 今まで治療できなかった病変の内視鏡的治療が可能になる，② 治療後の遺残再発を防止する，③ 治療前に深達度診断が困難であった病変の病理組織学的検査を容易にすることが可能なため正しい診断を導きやすい治療法であることと考えられる．したがって，摘除後の標本の取り扱い方，病理診断方法についてもわかりやすく説明することが望ましい．

　ただし，大腸 ESD を行ってもすべての病変を一括摘除できるわけではないため，自施設の成績を示す必要もあると思われる．

● 4. 大腸 ESD によって受ける不利益

1）偶発症

　治療手技によって受ける不利益は，ポリペクトミーや EMR と同様の偶発症で，その代表は，穿孔と出血である（表）．そして，穿孔と出血には，術中に発生する術中穿孔，術中出血，治療後に時間をおいて発生する遅発穿孔，遅発出血がある．穿孔は，よく知られている急性腹膜炎のみならず局所の炎症，膿瘍形成，後腹膜気腫，縦隔気腫，皮下気腫，フルニエ症候群，緊張性気胸，敗血症など，出血は，高度貧血，出血性ショックなどの死に至るような重篤な合併症を惹起する可能性があるため，それら病態と対処法，治療法を含めた十分な説明を行うことが望まれる．なお，大腸の解剖学的特性（薄い壁，蠕動，ひだ，屈曲の存在など）から，大腸 ESD は，手技の難易度が高いために穿孔が起こりやすいことも説明する必要があると思われる．

　そして，2006 年までに全国 22 施設で施行されたアンケート調査の結果[3]による大腸 ESD の穿孔，出血の頻度は，穿孔 6.0 ％（術中穿孔 5.4 ％，遅発穿孔

表　大腸 ESD によって起こる可能性のある偶発症と惹起される可能性のある合併症

穿孔	・術中穿孔 ・遅発穿孔	急性腹膜炎 局所の炎症 膿瘍形成 後腹膜気腫 縦隔気腫 皮下気腫 フルニエ症候群 緊張性気胸 敗血症など
出血	・術中出血 ・遅発出血	高度貧血 出血性ショックなど

0.6％），出血2.3％（術中出血0.2％，遅発出血2.1％）と報告されていること，この頻度はポリペクトミー（穿孔0.02〜0.06％，出血0.36〜0.7％）やEMR（穿孔0.02〜0.08％，出血0.97〜1.93％）[4]と比較すると高率であることの説明も必要である．しかし，一方で，穿孔，出血の発生頻度は大腸ESD経験数の多い施設では少ない傾向もみられる[3]．したがって，自施設での偶発症の種類・頻度を含めた成績を示し，加えて，偶発症に対する自施設の対処法，治療法の実際とその治療成績を示すことも大切である．

さらに，大腸ESD後の偶発症の早期発見のため，生じる徴候，症状についての詳しい説明が必要である．そして，症状発現時は，ほかの内視鏡治療と同様に速やかな治療が必要なため，緊急連絡先を含めた対応方法を伝えなければならない．

2）その他の不利益

また，治療に長時間を要することによって被る不利益についても説明をする必要がある．大腸ESDは，conscious sedation下で行うのが一般的と思われるが，鎮痙剤，鎮静剤の投与量もポリペクトミーやEMRに比較して使用量が多くなる可能性があるため，呼吸抑制，循環抑制，覚醒遅延などをきたす危険が増す．そのため，心肺系疾患の評価を治療前に行うこと，治療中は投与量に配慮しながらパルスオキシメータや心電図などを使用して呼吸循環動態モニタリング下に患者監視を行うこと，容態の変化に対応しながら治療を行い，場合によっては治療を中止すること，治療後も必要に応じて監視することを説明する必要がある．さらに，治療中の体位変換なども怠りなく行うことの説明も行うことが望ましい．そのほかに，抗血栓療法中の症例ではポリペクトミーやEMRと比較して，長期の内服中止により血栓塞栓のリスクが高まるため，内服再開の時期や大腸ESDの適応を含めて慎重に対応し，その具体的な内容も説明する．

5. 患者自身の治療法選択について

大腸ESDの選択に際しても，ほかの治療と同じく，疾患および治療に対する理解を得たうえで，いくつかの治療の一つとして選択されることとなる．そのため，一般的な内視鏡治療で説明すべき事項に上記1.〜4.の内容を加えた説明を十分行い理解を得た後，ほかの内視鏡治療法や腹腔鏡補助下大腸切除術を含めた外科的治療などの複数の治療法を提示し，それらの詳細を説明しなければならない．

おわりに

大腸ESDの専門的知識をもたない者は，たとえ医師であっても，その目的，方法などを簡単に理解するのは難しいと思われる．ましてや患者にとっては，偶発症を想像すること，自身に起こった偶発症の現実を受け入れるのは困難だろう．したがって，十分な時間をとり，理解を得る工夫をしながら説明することを通して，患者・医師間の意思疎通をはかり，信頼関係を築いたうえで治療をすること

が大切である．

　なお，説明した内容と患者の同意の有無はカルテに記録し，説明者および患者の署名入りの同意書を得ることは不可欠である．それらの書式については，今回解説した内容を参考にし，さらに不足部を補い，各施設で作成することが望ましいと考え，敢えて省略した．

文　献

1) 熊井浩一郎，真口宏介，村井隆三：インフォームド・コンセントガイドライン．日本消化器内視鏡学会卒後教育委員会 責任編集：消化器内視鏡ガイドライン（第3版）．2006，9-15，医学書院，東京
2) 田中信治，岡　志郎，金子　巖，他：大腸ESDの現状と将来展望．日本大腸検査学会雑誌　2007；24：77-82
3) 津田純郎：大腸ESDの偶発症とリスクマネジメント―アンケート調査による現状分析から．早期大腸癌　2006；10：539-550
4) 北野正剛，松井敏幸，藤田直孝：偶発症対策ガイドライン．日本消化器内視鏡学会卒後教育委員会 責任編集：消化器内視鏡ガイドライン（第3版）．2006，64-72，医学書院，東京

〔久部高司，平井郁仁，津田純郎〕

2 手技の実際

（1）Dual Knife の基本手技

ポイント

- 術前にスコープの操作性と重力の方向性を確認する．スムースなスコープ操作なしには，安全・確実な大腸 ESD はありえない．
- 局注により十分に隆起を形成したうえで，ナイフを適切に接地させ，一定のスピードでナイフを動かすことがきれいに切開と剥離を行うコツである．
- 全周切開は行わず，続けて剥離が可能な部分のみを切開する．局注した直後に部分的な切開と剥離を繰り返すことにより，常に良好な状態での処置が可能となる．
- 剥離時には，可能な限り早めに先端アタッチメントごと粘膜下層に入り込めるスペースを形成する．アタッチメントごと粘膜下層に入り込むことにより，安全で確実な剥離が可能となる．
- ある程度剥離を行ったら，重力により剥離した腫瘍がめくれてくる方向へ体位変換する．良好な視野と重力によるトラクションにより，その後の剥離が容易になる．

■ I．Dual Knife の特徴と使い方

　Dual Knife は，柔軟で操作性が良い Flex Knife の長所をそのままに，より安全で使いやすく改良したナイフである．安全性を確保するために，最大突出長が胃用のナイフ（KD-650 L，Olympus）では 2 mm に，大腸用のナイフ（KD-650 Q，Olympus）では 1.5 mm に固定されている（図1）．介助者は使用時にただハンドルを開くだけでよく，Flex Knife の場合のように微調整する必要はなくなった．また，ナイフには先端を丸くした小さなディスクが付いており，その部分が切開や剥離の際に標的部位に引っ掛かるため，瘢痕組織やブラブラした組織でもナイフが組織から逃げることなくスムースに処置できるようになった．
　一方で，ナイフを収納した状態では先端に厚さ 0.3 mm のディスク部分のみが残るため，軽度の出血の場合には安全に止血処置することも可能である．
　高周波電源の設定は，シャープで切れやすいナイフであるため Flex Knife の場合よりも若干低めに設定する．また，このように短いナイフは安全性が高い反面，

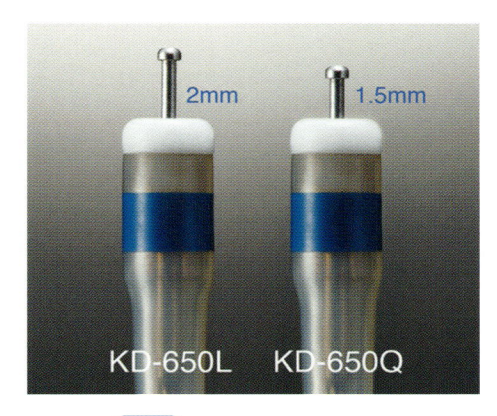

図1 Dual Knife
左：胃用（KD-650L）
右：大腸用（KD-650Q）

適切に接地していなければ切ることができないため，左手でスコープを操作するとともに右手で可能なかぎり鉗子口から出ているシースの長さをコントロールして，きちんと接地させることが上手に使いこなすコツとなる．

■ II．治療戦略と手技のコツ

● 1．病変の観察と治療戦略の立案

術前にさまざまな体位をチェックし，どのポジションでスコープが安定するか，重力と腫瘍の位置関係はどうか，鉗子孔の位置が切開想定ラインをスムースにトレースできるかなどを検討しておく．通常，反転したほうがスコープが安定し鉗子孔も病変に近接するため，処置用の細径スコープが使用可能な場合は反転して口側から，反転操作が不可能な場合には見下ろしのまま肛門側から切開と剝離を進めると治療しやすい．また，病変を重力の上側に位置させると切開創が開いて剝離しやすくなるうえ，剝離した腫瘍がめくれて十分な視野が確保できるため治療が容易になる場合が多い．

● 2．スコープの挿入から局注までのポイント

治療開始前に必ず内腔をガスコン水で洗浄し，内腔に溜まった液体や残渣を可能なかぎり吸引しておく．切開前に切開想定ラインに沿ってスムースなスコープ操作が可能か，もう一度確認する．大腸病変の場合，正常粘膜と病変粘膜は厚みが違うため，局注後も境界は明瞭である．したがってマーキングは行わずにそのまま治療を開始する．

大腸は壁が薄いため，局注剤は隆起保持性の良いものが望ましい．生食は速やかに拡散して隆起が平坦化するため，大腸ESDでは好ましくない．グリセオール®は安価で隆起保持性が良く組織障害性もないため，あまり大きくない病変で

はこれに少量のインジゴカルミンとエピネフリンを加えたものを基本液として使用する．大型の病変や屈曲部の病変，瘢痕を伴うような病変の場合には，安全性を確保するため，より粘性の高いヒアルロン酸ナトリウム溶液を使用する．現在，ムコアップ®が市販されているため，希釈せず原液に少量のボスミン®とインジゴカルミンを混合してそのまま使用する．その際に，筋層以深にムコアップを局注してしまうと，その後の処置が困難になってしまうため，まず生食かグリセオールを局注して，確実に粘膜下層に局注液が入ったことを確認してからムコアップを注入するようにする．

3. 切開時のポイント

1）ナイフの接地

十分な局注後に，Dual Knife の先端をきちんと粘膜に接地した状態で粘膜切開を行う（図2）．この際に，ナイフ先端のディスクを確実に粘膜下層に刺入し，ディスク部分で組織を軽く引っ掛ける感覚で切開すると，ナイフが滑ることなくきれいに切ることができる．

2）高周波装置の設定

高周波装置の設定は，VIO 300 D の場合は Dry Cut effect 2, 30 W を，ESG-100 の場合は Forced coag. 2, 30 W（凝固波なのでやや熱変性しやすくなる）を用いる．これらのモードには Endo Cut のようなインターバルがないため，フットスイッチを間欠的に踏み，能動的にスピードをコントロールする必要がある．切開時に休止期がほしい場合には，Endo Cut や Pulse Cut 等のモードを使用する．

3）切開の範囲

治療のスタート時には全周切開は行わずに，同じスコープポジションで剥離可能な範囲のみを切開する．とくに治療に時間がかかる大型の病変や瘢痕を伴う病変においては，全周切開してしまうとその後に局注を追加しても切開創から局注液が漏れてしまい，隆起が形成できず安全性の確保が困難となる場合があるため，

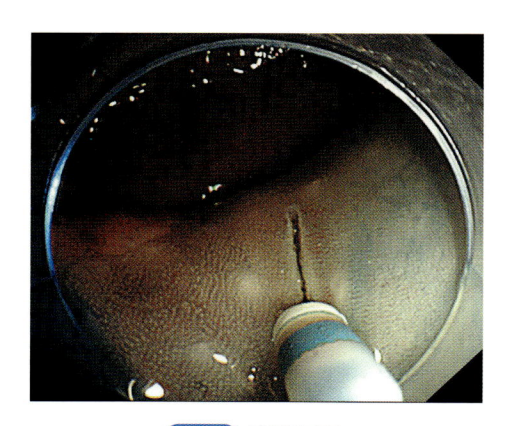

図2 粘膜切開
ナイフ先端を適切に接地させ切開を行う．

最初の段階で全周切開をしてはならない．

4. 剥離時のポイント

1) 剥離の基本

部分的に切開したら直ちに粘膜下層の剥離に移る．ナイフの長さは切開時と同様に 1.5 mm のまま使用する．高周波電源は，VIO 300 D の場合 Swift coag. effect 4, 30 W を，ESG-100 の場合は切開時と同様に Forced coag. 2, 30 W を用いる．剥離の際にも，常にフットスイッチを間欠的に踏み，能動的にスピードをコントロールする必要がある．

2) 剥離時にもっとも大切なポイント

剥離はその最初の部分がもっとも肝心であり，より早い段階で粘膜下層の下に

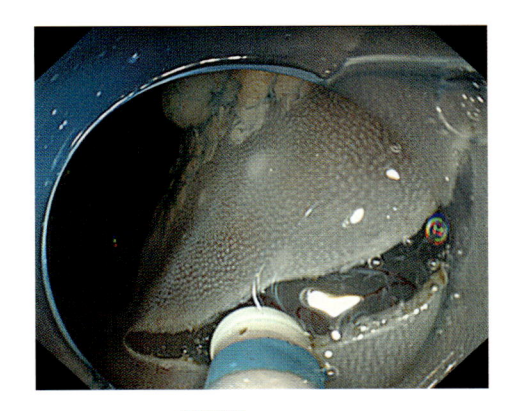

図3 粘膜剥離
切開縁の内側にナイフを当て，なぞるように剥離を進める．

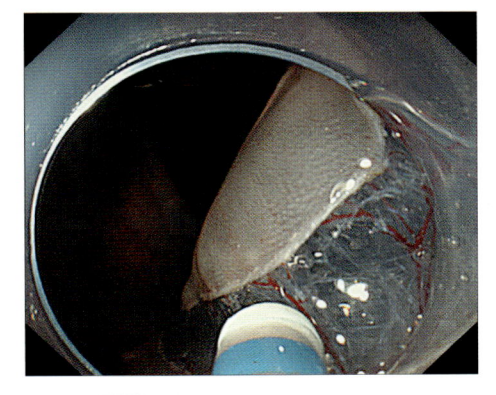

図4 粘膜下層へのアプローチ
剥離が進むと少しずつ切開創が開いて粘膜下層へアプローチしやすくなる．

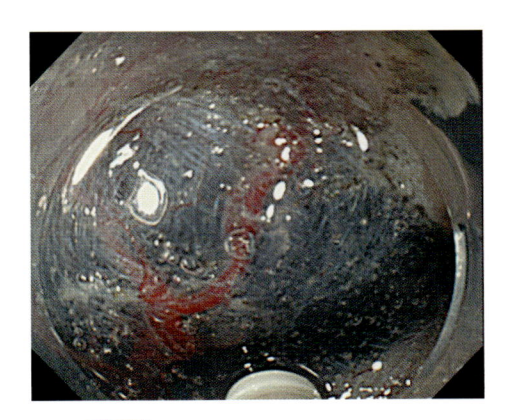

図5 先端アタッチメントの利用
先端アタッチメントで潜り込むことにより，粘膜下層の良好な視野が得られる．また，粘膜下組織にトラクションがかかるため剥離が容易になる．

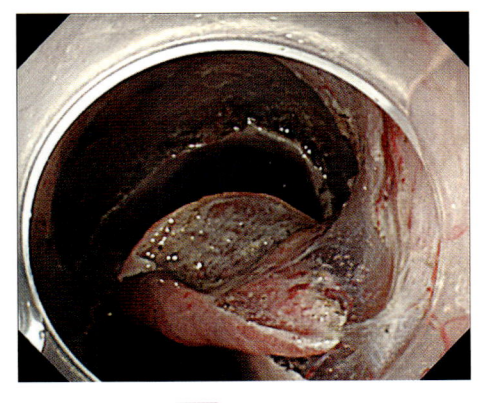

図6 体位変換
剥離がある程度進んだら，重力を利用して剥離した腫瘍がめくれるように体位変換を行う．

先端アタッチメントごと入り込めるスペースを確保することが重要である．最初は切開縁の内側（腫瘍側）にナイフを当て，なぞるようにして剥離を進める（図3）．剥離が進むと少しずつ切開創が開いて粘膜下層へアプローチしやすくなる（図4）．さらに剥離が進むと，先端アタッチメントごと粘膜下層に潜り込めるスペースが形成される．先端アタッチメントで潜り込むことにより，粘膜下層の良好な視野が得られるばかりでなく，粘膜下組織に適度なトラクションが掛かるため剥離がより容易になる（図5）．この操作は，先端系の処置具を用いて安全に腫瘍を切除するうえで，最も重要なポイントとなる．

3）体位変換の有効利用

その後ある程度剥離が進んだ時点で，重力を利用して剥離した腫瘍がめくれてくるように体位変換するとその後の処置がさらに容易になる（図6）．常にバランス良く局注と切開および剥離を繰り返し，均等に腫瘍がめくれていくように処置を進めることが安全・確実な治療を行ううえでのポイントとなる．このようなやり方で適切に処置すれば，ひだ上や屈曲部にある病変，大型の病変も一括切除が可能である．

（矢作直久）

【Dual Knife による ESD】
下行結腸の病変に対する ESD

DVD menu 1

- 60 歳代，女性
- 部位：下行結腸
- 肉眼型：LST-G（Mixed type）
- 大きさ：4 cm

使用デバイス

- スコープ　　PCF-Q260J
- 処置具　　　Dual Knife, Coagrasper, 先端アタッチメント
- その他　　　CO_2 送気装置

高周波装置の設定

- 使用高周波装置　VIO 300D

	Dual Knife	Coagrasper
切開	DryCut　Effect 2　30 W	
凝固	SwiftCoag　Effect 4　30 W	
ソフト凝固		SoftCoag　Effect 5　50 W

術前診断

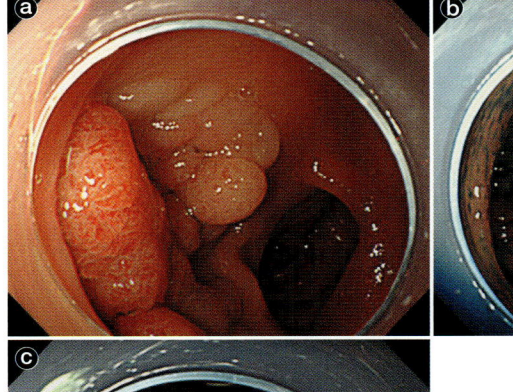

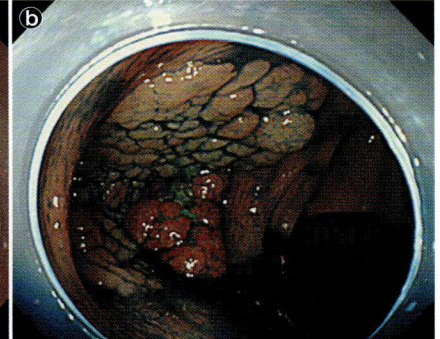

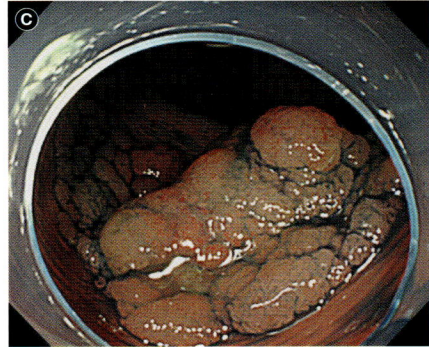

a, b：下行結腸に存在する発赤調の隆起を伴う 40 mm 大の LST-G (Mixed type)．病変全体を観察したが明らかな V_N pit は認めなかった．

c：インジゴカルミン撒布後，体位変換を行いながら重力の方向性を確認した．また，反転が可能であり操作性も悪くなかった．

切除標本

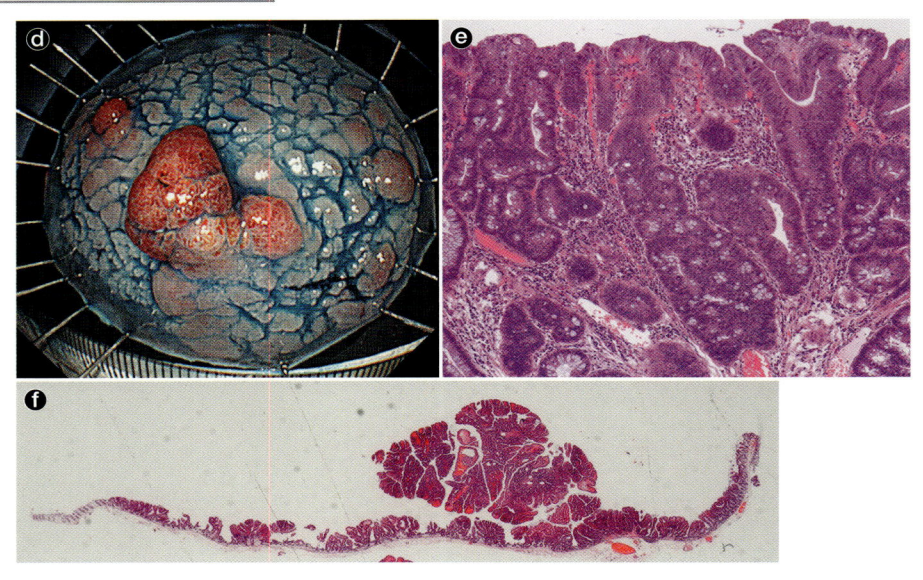

d〜f：切除検体．腫瘍径は44×38mmで病理組織はWell differentiated adenocarcinoma with high-grade adenoma, pM, ly0, v0, LM（−），VM（−）で治癒切除であった．

治療のアプローチ・ポイント

- 下行結腸はS状結腸に比べ管腔はストレートであり，PCF-Q 260Jを用いれば反転が可能な場合も少なくない．スムースな反転操作が可能な場合，スコープが安定し接線方向での切開や剥離が行いやすくなる．特にひだをまたぐ病変などの場合には，ひだの裏側の処理に有用である．
- 反転操作の場合，スコープを引きながら切開や剥離を進めることになるため，慣れるまではゆっくり操作する．
- いきなり全周切開は行わず，続けて剥離が可能な距離のみ部分的に切開し，その後ただちに剥離に移行する．局注と粘膜切開，粘膜下層剥離を交互に行うことにより，常に良い条件で切開と剥離を行うことが可能になる．
- 剥離の初期段階ではややブラインド気味になる場合もあるが，その際は可能なかぎり筋層と平行にナイフを操作する．
- 常に先端アタッチメントを有効に活用し，視野を確保するとともにスコープの動きを安定させる．
- 体位変換を適宜行い，重力により病変がめくれるように位置取りすると安全かつ確実な粘膜下層剥離が可能になる．

（矢作直久）

（2）Hook Knife の基本手技を中心に

ポイント
- ナイフの先端は剥離する方向に向けるが，決して筋層側を向かないように注意して使用する．
- 体位変換による病変の展開や先端アタッチメントにより粘膜下層に適度な tension をかけることで hooking が容易になる．
- ナイフの先端は剥離する方向に向けるが，決して筋層側を向かないように注意して使用する．
- 粘膜下層の展開が良好でない場合，剥離操作は「引きながら内腔側にナイフを移動させる」という感覚が大事である．
- 剥離操作の際，ナイフを跳ね上げた勢いで筋層にナイフが接触すると大腸壁は薄いため容易に穿孔を生じる．
- 筋層が正面視される場合や線維化の強い場合でも，比較的安全に使いやすいナイフである．

■ はじめに

　大腸 ESD の手技や使用機材は術者によって異なるが，通常著者は粘膜切開を Dual Knife で施行している．Hook Knife は，Dual Knife による剥離操作中にナイフと病変の角度や線維化の存在や程度により剥離操作が行き詰まったときに補助的に用いることがほとんどであるが，本稿では著者が通常行っている ESD 手技のポイントも含めて「Hook Knife の剥離操作の基本」を中心に解説する．

■ I．大腸 ESD を始める前の留意点

　まず，大腸 ESD を始める前の留意点であるが，大腸 ESD では体位変換を頻回に行うので，原則強い sedation は行わない．また，全身および呼吸循環動態を監視するために O_2 saturation monitor の使用は必須である．また，良好な視野を得るためと，万が一，微小穿孔が生じた場合の便汁の腹腔への漏出のリスクを下げる意味で，腸管内をきれいに洗浄するための大腸内視鏡前処置は必要不可欠である．

● 1．内視鏡操作性の確認

　術者間の内視鏡技量の差はともかくとして，大腸 ESD を行う条件は，施行医にとって病変に対する内視鏡操作性が良好であることが第一条件である．内視鏡操作が困難な部位の ESD はきわめて難しくまた危険である．大腸 ESD の難易度は病変の大きさよりも内視鏡操作性によって規定される．

2. 内視鏡の選択

　小病変であれば，通常の大腸内視鏡でも構わないが，大きな病変など反転操作で口側からのアプローチが必要な病変では細径専用内視鏡が有用である．water jet 機能付きの大腸 ESD 専用細径内視鏡（Olympus 社製）を用いる．

3. 先端アタッチメント

　大腸の ESD では先端アタッチメントは必須であり，先端アタッチメントの使用によって粘膜下層へ tension をかけたり，内視鏡が粘膜下層へ入り込むことが容易になる．また，手前の粘膜をフードで押さえることで，切開や剥離に際して安定したメスの操作が可能になる．

4. 高周波電源装置

　大腸の粘膜は薄いため，高周波電源装置として VIO 300 D（ERBE 社）の特殊な mode を使用する必要はなく，ICC 200（ERBE 社）で十分である．Hook Knife を用いた場合の粘膜下層の剥離は Forced 凝固 40 W（effect 3）で行っている．

5. 局 注 液

　粘膜下層への局注液はヒアルロン酸ナトリウムが有効であり，われわれは，ムコアップ® を使用している．なお，インジゴカルミンは血管が視認できる程度の薄い濃度を用いる．インジゴカルミンを使用することで，粘膜下層の確認が容易になる．

II. アプローチ戦略

　病変にかかる重力を考慮して，重力のかからない部分からアプローチしていく．局注したヒアルロン酸ナトリウムは，重力のかかる方向に移動するので，そちら側を切開してしまうと剥離過程でそこから流出し，粘膜下層が十分に展開しにくくなる．丈の高い病変は，先に口側からアプローチするが，病変が比較的平坦で視野のよい場合は，肛門側からでも構わない．通常，病変を重力方向の反対側（液体の貯留しない側）に位置取り，ESD を開始することがポイントである．その後は，病変の挙上（めくり上がり），局注したヒアルロン酸ナトリウムの移動，腸管内の液体の貯留，視野の展開などを意識して臨機応変に体位変換を駆使する．

III. 手技の実際

1. 粘膜切開

　通常，大腸病変の範囲は明瞭であるので，マーキングは不要である．われわれは，粘膜切開には Dual Knife を使用しているが，局注液で隆起した粘膜に軽く押

し当てながら切開を進める．いきなり全周切開を行うと，粘膜下層の局注液が漏出し，よい視野が得られないため，最初は部分的に切開を加えて剥離操作をある程度行い，よい視野になってから粘膜切開を追加していく．

● 2．粘膜下層剥離
1）使用するデバイス
剥離操作は，コスト削減の意味もあり，切開に使用した Dual Knife を使用している．病変とナイフの角度や線維化の問題で Dual Knife による剥離操作が困難な場合に Hook Knife を使用する．

Hook Knife は粘膜下層を引っ掛けて内腔側に引き切りできるので，ストレスの少ないもっとも安全なメスである．ナイフの先端を適宜回転させるという手間はあるが，腸壁を正面視した状況でも，ある程度のアプローチが可能であるというメリットは壁の薄い大腸では捨て難い．視野と状況さえよければ，Hook Knife でも針状メスや IT Knife のような使い方も可能である（次項「Hook Knife の応用手技」参照）．

2）体位変換（重力の利用）と先端フードの活用
Hook Knife で粘膜下層を引っ掛けるコツは，体位変換によって得られる重力と先端アタッチメントを押しつけて展開し，粘膜下層に適度な tension をかけることである．粘膜下層に tension がかかった状態でないと，Hook Knife の先端が滑ってしまい粘膜下層をうまく引っ掛けることはできない．局注液が十分注入され，厚い粘膜下層が保持できているときは，その中に Hook Knife の先端を通電しながら差し込み，ナイフ先端を引っ掛けることも可能である．いろいろな考え方はあるが，局注液に少量のインジゴカルミン液を混注することで粘膜下層の視認性は明らかに向上する．とくに初心者にはお勧めしたい．

3）ナイフの先端が粘膜・潰瘍底に接触しないように
粘膜下層を引っ掛けて剥離した勢いで，ナイフの先端が粘膜や潰瘍底に接触しないよう注意が必要である．大腸の壁は薄く筋層が疎であるため，ナイフの先端が少しでも潰瘍底と接触すると容易に穿孔を起こしうる．

4）Hook Knife の使い方のポイント
① 腸管内腔側にはね上げながらゆっくり確実に鉗子口側にやや引くことで，ナイフの先端が跳ねて予期しない部位に接触し穿孔を起こすことを予防できる．
② Hook Knife の先端が常に筋層側を向かないようにすることは，基本中の基本である．

5）止血しながら剥離を進める
剥離中に視認できる血管は，止血鉗子で止血しながら剥離を進めることが原則である．出血のコントロールがつかないと時間の浪費になるし，止血鉗子による過度の通電によって遅発性穿孔の危険性も出てくる．また，血液が炭化すると視野が悪くなるばかりか，剥離効率が低下する．細い静脈はゆっくりとナイフで血

管をはらうように操作することで出血を予防することもできるが，ある程度の慣れを要する．

6）線維化部分の剥離のポイント

線維化部分は硬いので Hook Knife で慎重に剥離を進めるが，少量のインジゴカルミン液を混注した局注液によって，粘膜下層を確実に確認しながら線維化部分を剥離する．

7）撤退の見極めも大事

インジゴカルミンを混注した局注液を局注しようとしても，まったく注入できないような強い線維化の場合は，基本的には初心者は無理をしないことである．線維化部分の両サイドの視認可能な粘膜下層から線維化内の剥離可能ラインが確実に推定できる場合は，そのラインを慎重に剥離すればよいが，強い線維化が広範囲で剥離ラインが推定できない場合や粘膜と筋層が一体となっているような高度の線維化の場合は，撤退するほうが無難である．初心者の場合，穿孔を生じる可能性がきわめ高いからである．

8）ESD/EMR 併用法

なお，径 2〜3 cm 程度の比較的小さめの病変では，最後まで剥離しなくてもスネアリングを併用することで時間短縮がはかれる（ESD/EMR 併用法）．ただし，剥離操作が不十分だとスネアリングで分割切除になるので注意を要する．全周性に十分剥離操作を行った後，中心部に十分量の局注液を注入し病変を挙上させ，硬めのスネア（たとえば，Olympus 社製のスパイラルスネアなど）で筋層の表層を滑らせるようにスネアリングを行うことがポイントである．腸壁の面を意識してくれぐれも筋層を把持して穿孔を起こさないように注意を払う．なお，この方法は ESD 施行時間の短縮のみでなく，十分な厚さの粘膜下層を確実に摘除することが可能であり，SM 浸潤の疑いのある小さめの病変ではとくに有効であると考えている（図 1，2）．

3. 止 血

大腸は壁が薄いので，止血にはカップの小さい大腸専用止血鉗子 Coagrasper（Olympus 社製）を Soft 凝固 50 W で使用している．大腸壁は薄いので過通電には十分注意が必要である．この止血鉗子は，手元操作で腸管内の鉗子先端を自由に回転できるという利点がある．異型度の低い表面型大腸腫瘍や腺腫性病変は血管も少なく胃のように出血で困ることはほとんどない．しかし，腸壁に血管が豊富な直腸下部の病変，高異型度癌や大きな隆起型病変は栄養血管が豊富であり，大腸病変といえども出血のコントロールに苦慮することもあるので，丹念な血管処理による止血予防が必要になる．太くうっ血した静脈は，止血鉗子を開かずに接触させて Soft 凝固電流を通電し静脈を縮小させることができるので，その操作の後きちんと把持して完全な止血操作を追加する．

血管の予防止血によって，出血のない良好な視野を確保することが，上部消化

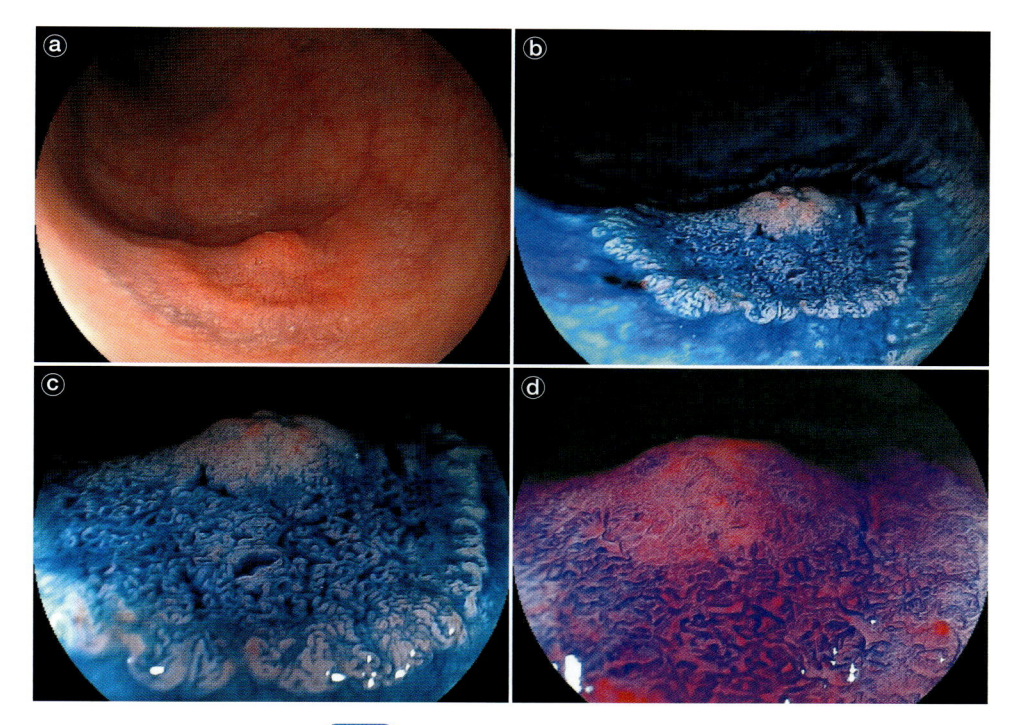

図1 大腸 ESD のための術前診断
a：S 状結腸にみられた最大径 25 mm 大の LST-NG，pSM（1,000μm），pseudo-depressed type．周辺に白斑を，中心に小さな隆起を伴っている．
b：インジゴカルミン液散布像．
c：弱拡大像．全体が V_I 型 pit pattern で，中心の隆起の部分で V_N 型 pit pattern が疑われる．
d：クリスタルバイオレット染色弱拡大像．中心隆起の部分は完全な無構造ではないが，pit 間の染色性が低下しており V_I 型 pit pattern 高度不整と診断できる．en bloc total biopsy 目的で ESD/EMR 併用法を施行した（図2）．

管と同様に円滑かつ安全な ESD の基本である．

Ⅳ．歯状線に接した腫瘍や痔核上の腫瘍の ESD

　歯状線に腫瘍が接している場合は，知覚のある肛門側の扁平上皮を切開しなくてはならず，キシロカインの局注による麻酔操作を要する．また，痔核上の腫瘍の場合は，肛門側の扁平上皮にキシロカインの局注による麻酔操作を行った後，上皮のみを浅く切開し，痔核を形成している静脈を前述のように凝固止血処置しながら痔核の下へ潜り込んでいくことがポイントである．ただし，この部位は経肛門的外科切除も可能であり，中途半端な技量でアプローチすべきではない．

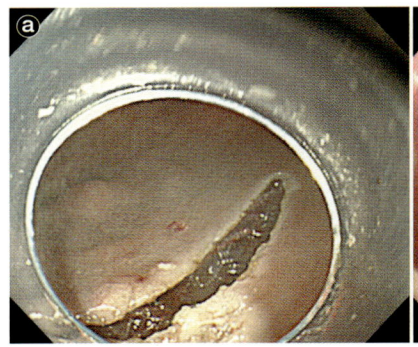

a：病変周囲にグリセオール/ヒアルロン酸ナトリウムを局注して，周辺切開を行う．

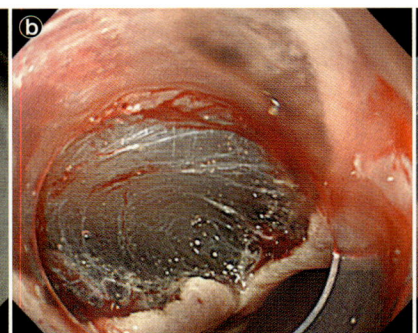

b, c：先端アタッチメントで粘膜下層に入り込み，Hook Knife で粘膜下層の剝離を行う．局注液はヒアルロン酸ナトリウムである．胃壁と異なり大腸壁は薄いため，筋層にいっさいダメージを与えないことが必須条件である．

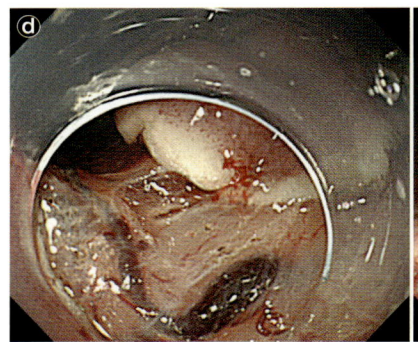

d：このような太い血管の盲目的切除を避けるために，止血鉗子で凝固処置を適宜行う．

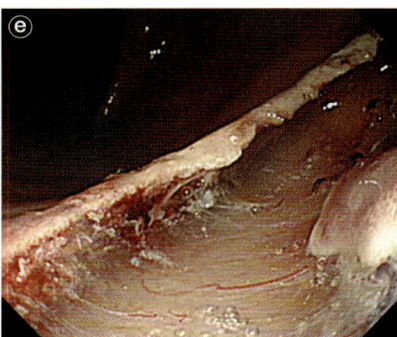

e, f：剝離が進み，病変はかなり縮小している．この状態から病変直下に十分量のヒアルロン酸ナトリウムの局注を行い，筋層の直上で硬いスネア（スパイラルスネア）でスネアリングし切除する．

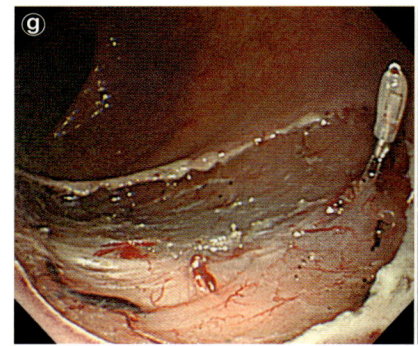

g：切除後の潰瘍底．

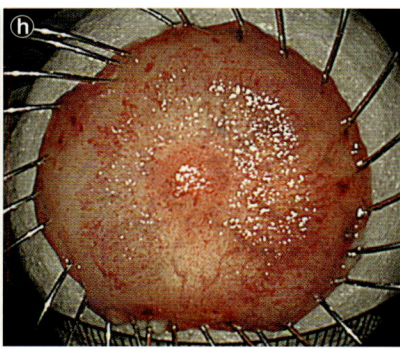

h：切除標本．

図2 大腸 ESD/EMR 併用法の実際（図1のつづき）

　最大径 30 mm 程度までで平坦な場所に位置する病変は，スネアリングの併用が時間短縮に有用であるし，スネアリングした部位は，剝離した部位よりも粘膜下層が厚く切除できるというメリットもある．せっかく途中まで剝離した病変が，スネアで分割切除にならないように注意を要するが，スパイラルスネアなどの硬めのスネアが有用である．また，スネアリング時の過度の吸引は，筋層を巻き込み穿孔を起こす危険があり，注意を要する．

参考文献

1) Tanaka S, Oka S, Kaneko I, et al：Superficial type serrated adenoma in ulcerative colitis resected by endoscopic submucosal dissection (ESD). Dig Endosc 2005；17(Suppl)：S49-S52
2) 田中信治,岡 志郎：大腸 ESD のコツとピットフォール；胃と大腸の違いを含めて（7）Hook & Flex ナイフを中心とした大腸 ESD の実際．早期大腸癌 2006；10：525-529
3) 田中信治,岡 志郎,吉田成人,他：EMR・ESD の標準的適応—EMR と ESD の使い分け．消化器内視鏡 2006；18：1158-1165
4) 田中信治,岡 志郎,金尾浩幸,他：早期癌に対する内視鏡治療 4）大腸（2）ESD．胃と腸 2006；41：553-559
5) 田中信治：ESD 併用スネア EMR 法．田中信治 編：大腸 EMR・ESD の基本手技—コツとピットフォール，適応の決め手．2006, 154-157, メジカルビュー社, 東京
6) Tanaka S, Oka S, Kaneko I, et al：Endoscopic submucosal dissection for colorectal neoplasia：Possibility of standardization. Gastrointest Endosc 2007；66：100-107
7) 田中信治,岡 志郎,金子 巌,他：大腸 ESD の現状と将来展望．日本大腸検査学会雑誌 2007；24：77-82
8) Tanaka S, Oka S, Chayama K：Strategy of endoscopic treatment for colorectal tumor；recent progress and perspective. Niwa H, Tajiri H, Nakajima M, et al（eds）：New Challenges in Gastrointestinal Endoscopy. 2008, 353-366. Springer-Tokyo
9) Tanaka S, Oka S, Chayama K：Colorectal endoscopic submucosal dissection：present status and future perspective, including its differentiation from endoscopic mucosal resection. J Gastroenterol 2008；43：641-651

〔田中信治〕

【Dual Knife と Hook Knife による ESD】
直腸病変に対する ESD（血管の豊富な例）

DVD menu 2

- 50 歳代，男性
- 直腸（Rb），最大径 35 mm 大の LST-G（結節混在型）

使用デバイス

- スコープ　　　GIF-Q 260 J
- 処置具　　　　Dual Knife，Hook Knife，Coagrasper，先端アタッチメント
- その他　　　　CO_2 送気装置
- 切除時間　　　80 分，血管が豊富で止血に難渋，線維化軽度

高周波装置の設定

- 使用高周波　ICC 200

Dual Knife	切開	EndoCut 70 W（effect 3）
	剝離	Forced Coag 35 W（effect 3）
Hook Knife	剝離	Forced Coag 35 W（effect 3）
Coagrasper	止血	Soft Coag 50 W

術前診断

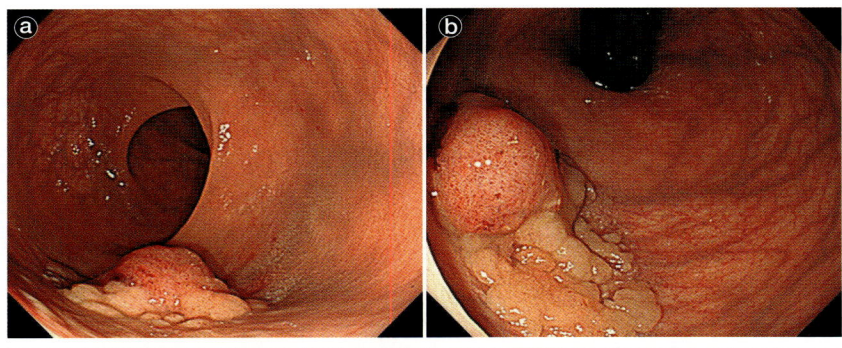

a, b：通常内視鏡観察．病変は直腸（Rb）に存在する最大径 35 mm 大の結節混在型 LST-G であるが，大きな結節部は発赤調で緊満感があり易出血性を示し SM 浸潤が疑われる．

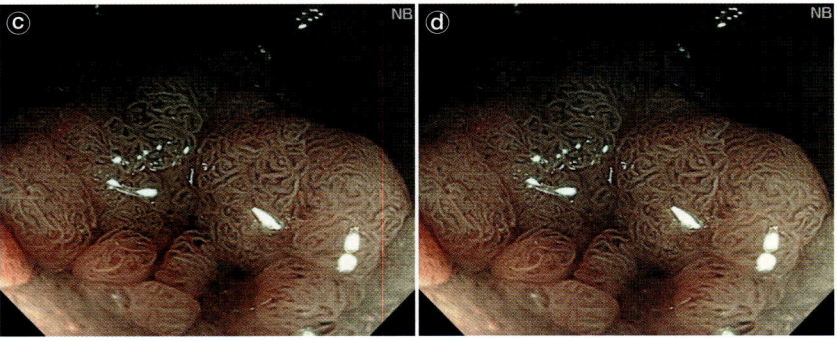

c, d：しかし，NBI 拡大観察所見では，顆粒均一部は villous 様，結節部は広島大学分類の C1 で，深部浸潤を示唆する所見は認めない．

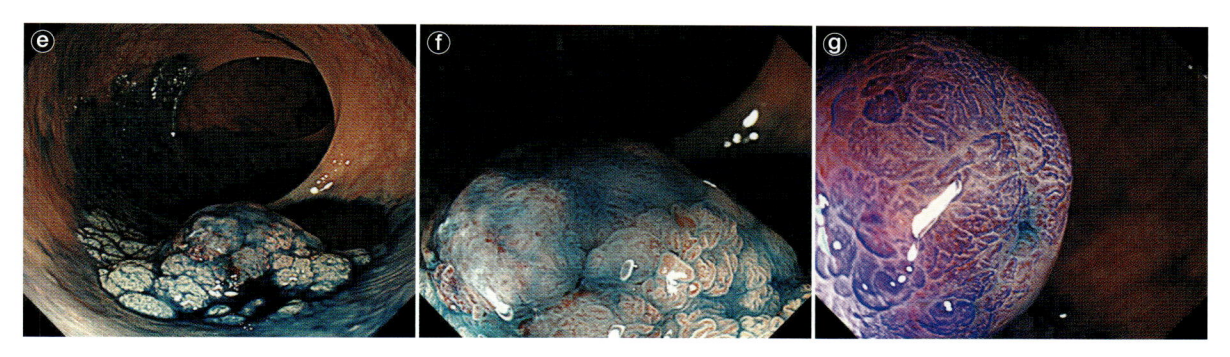

e，f：インジゴカルミン散布による拡大観察では，粘液の付着が強く，詳細な pit pattern 診断は不能である．

g：クリスタルバイオレット染色による拡大観察では，結節部は V_I 軽度不整であり，明らかな V_N 型 pit pattern は認めない．

治療戦略

NBI を含めた拡大観察所見では深部浸潤の所見はないが，通常観察像でくすんだ緊満感のある易出血性結節であること，そして，本書にも示されているように LST-G の結節部は拡大観察所見にかかわらず SM 浸潤の可能性があることなどから，確実な完全一括摘除が必要な病変と判断し ESD を選択した．

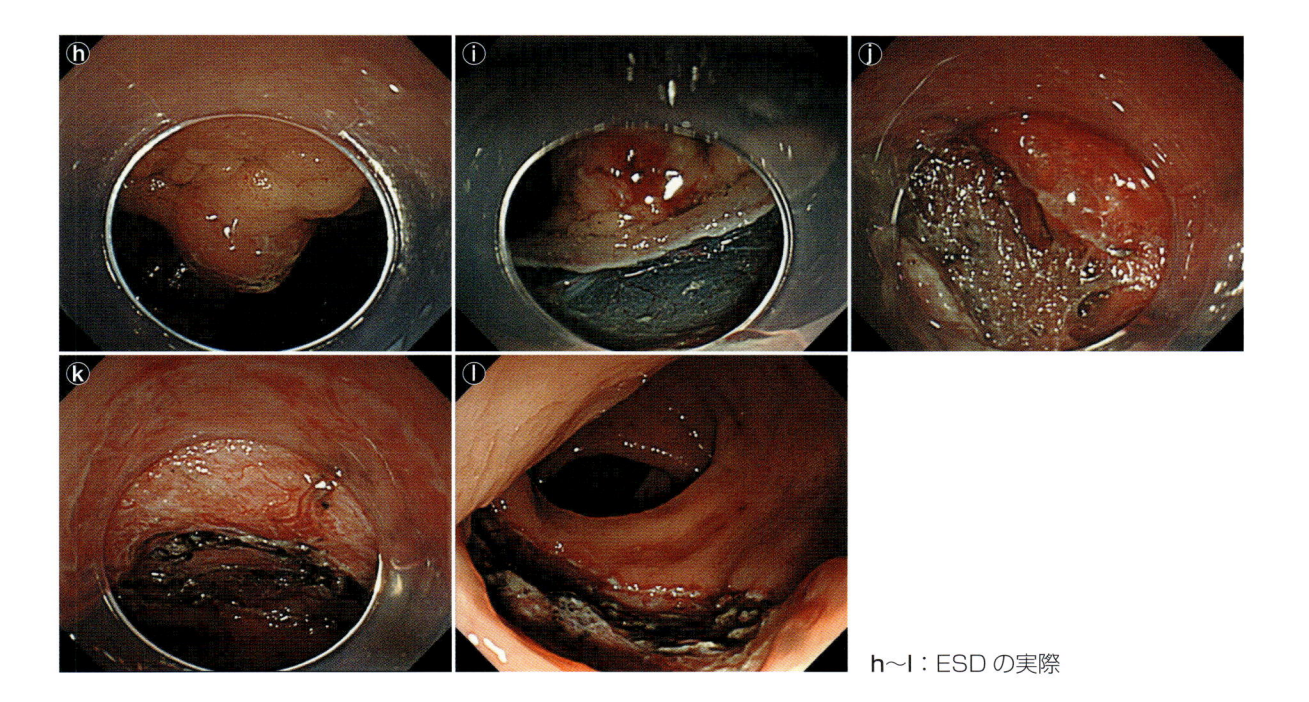

h〜l：ESD の実際

切除標本

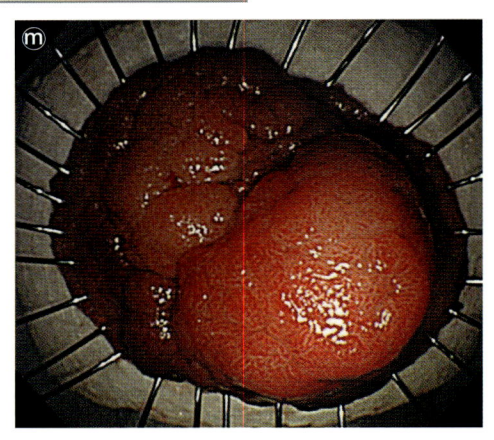

m：ESD 標本．切除切片は径 40×25 mm．病理組織学的には adenocarcinoma in tubular adenoma で，結節部に一致して SM 深部浸潤を認めた．
最終診断は，pap＞tub1，pSM（6000 μm），med，INFb，budding（−），ly0，v0，pHM0，pVM0

治療のアプローチ・ポイント

- Dual Knife での切開に引き続き，剝離操作も Dual Knife で行った．
- Dual Knife は，粘膜に軽く押し当て内視鏡のトルク操作で優しくゆっくり操作することがポイントである．
- Hook Knife は引っかけて管腔側に引きながら剝離操作を行えるもっとも安全なナイフで，筋層が比較的正面視気味でも剝離操作が可能である．
- 粘膜下層をうまく Hook Knife の先端でひっかけるポイントは，重力による病変の挙上や先端アタッチメントによって粘膜下層へ適度な tension をかけて処置することである．
- 先端アタッチメントは，ナイフの安定した操作と視野確保に必須である．
- 出血した場合の洗浄と止血部の確認に water jet 機能は必須である．
- 本症例では CO_2 送気装置も使用した．
- 一般に，大腸病変は粘膜下層に血管が少なく止血に難渋する症例は胃ほど多くはないが，丈の高い無茎性隆起，SM 多量浸潤癌や直腸下部に局在する病変は胃と同様に血管が豊富で止血に難渋することも少なくないので注意を要する．
- 大腸専用止血鉗子（Coagrasper）は，薄い腸壁に対応してカップが小さく設計されており，また，血管の走行に応じて自由自在にカップの向きを回転調整できることも特徴で，非常に使いやすい．
- ESD 後の潰瘍底の太い静脈を止血鉗子のカップを閉じたまま Soft 凝固で処理しているが，太いうっ血した静脈は，このようにすることで著明に収縮し出血予防効果もある．剝離中に存在するうっ血した太い静脈は，このように収縮させてから把持して止血するとよい．

（田中信治）

(3) Hook Knife の応用手技

ポイント

- Hook Knife は切開剥離部分を直視下で確認しながら操作するため，もっとも安全で確実なデバイスといえるが，直視下での処理が原則であることから良好な視野（術野）の確保がポイントとなる．
- Hook Knife による粘膜切開では先端屈曲部を粘膜下に透見しつつ通電すると切開深度は一定となり，穿孔は予防される．
- Hook Knifeによる剥離では，粘膜下組織を掛け切り（hooking technique）する操作が基本となる．一方，撫で切り（sweeping technique）はナイフの先端屈曲部ないしアーム部分を用いて組織を撫でるように連続的に剥離する応用手技で，ESD の時間短縮に繋がる．
- 撫で切りではアタッチメントで組織との距離を保ち，鉗子口より突き出した Hook Knife の長さを固定し動かさないことで切開剥離の深度を一定にすることが穿孔回避のコツとなる．
- 同様に，撫で切りでは穿孔を避けるために Hook Knife 先端は常に固有筋層側に向けないことが肝要で，先端屈曲部を固有筋層の反対側，剥離の進行方向，あるいは剥離の進行方向反対側（背側）のいずれかに随時向けて剥離を進める．
- 大腸 ESD の成否を左右する最大の要素は，病変の大きさよりむしろ粘膜下層の線維化の有無であり，その原因，質，程度を見極めた適応判断が重要となる．
- 管腔の半周以上の大きな病変の ESD においては，最初に口側（剥離のゴール）から側方の粘膜切開とトリミングを行い，次に肛門側からアプローチすることがスムーズな切開剥離を進めるうえでのポイントとなる．

I. Hook Knife の基本手技―直視下で切開剥離を行う

　Hook Knife[1] は手元のホルダーと絶縁シース，ならびに 4.5 mm 長のアームと 90 度の角度を有する 1.3 mm 長の先端屈曲部から構成される．先端屈曲部の向きは先端部を半出しの状態とし，手元のホルダーを回転させて調節し，全出しの状態にすることでロックがかかる構造となっている．2008 年秋に上部用より 30 cm 長い Q 長 Hook Knife（KD-620 QR，Olympus 社製）が認可され，大腸 ESD に応用可能となった．

　Hook Knife による ESD の最大の利点は，切開ないし剥離する部分を直視下で確認しながら操作しうる点にある（図 1〜5）[2,3]．以上の点はあらかじめナイフの突出長を 1.5 mm から 2 mm の穿孔を回避しうる安全域に固定し，切開剥離部分

はブラインドとなる Dual Knife や Flush Knife[4] とは基本的に異なる．同様に粘膜下にデバイスを滑り込ませ，時にブラインドで切開剥離を行う IT Knife[5] などとも異なる．したがって，Hook Knife はもっとも安全で確実なデバイスといえるが，直視下での処理が原則であることから良好な視野（術野）を確保することが重要となる．

　Hook Knife による粘膜切開では，大腸粘膜が薄いため Hook Knife の先端屈曲部をわずかに刺入するだけで容易に粘膜下層まで切開することが可能である．また，切開を進める際は屈曲部を粘膜下に透見しつつ通電すると切開深度は一定となり，穿孔は予防される（図1）．

　Hook Knife による剥離では粘膜下の組織を引っ掛けて切離（hooking technique）する操作が基本となる（図3）．通電による切離の際は，右手で Hook Knife を収納する動作やトルクないしアングル操作で組織にテンションをかける．ただし，トルクやアングル操作では，勢いあまってナイフが跳ねて思わぬ偶発症に繋がることがあり注意を要する．この掛け切りは安全で確実な手技であり，大腸 ESD の初期段階では有用である．しかし，1回の通電で切離される組織量が少なく，術時間に影響するため，著者らは粘膜下層の線維化部分などの微妙なタッチが要求される際に用いている．また，血管は Coagulation mode にて白濁させると出血なく安全に切離することができる（図6）．

● ESD 手技のコツ

1）粘膜切開

　大腸腫瘍の正確な質的診断，深達度においては拡大内視鏡観察による pit pattern 診断，NBI（Narrow Band Imaging）による微小血管像の診断が有用で，著者らは必ず crystal violet 染色を併用している．この crystal violet 染色は範囲診断においても有用であり，とくに平坦な進展部を伴う LST-NG（pseudo-depressed type）病変などの側方進展部の同定に役立つ．したがって，大腸腫瘍の ESD では crystal violet 染色を併用することにより病変範囲のマーキングは不要であり，腫瘍進展部から約 5 mm 離して粘膜切開を行うことにより十分な surgical margin が得られる．

　大腸 ESD の粘膜切開では粘膜が薄いため Hook Knife の先端屈曲部（1.3 mm）をわずかに刺入するだけで容易に粘膜下層まで切開することが可能である（図1）．また，切開を進める際は先端屈曲部で粘膜筋板を hook しつつ連続的に，あるいは粘膜下に先端屈曲部を透見しながら通電することが穿孔の予防となる．さらに，粘膜切開の多くは引き切り，横切りで，時に Hook Knife を粘膜下に滑り込ませて内腔に跳ね上げる方法を用いて切開する．その際，半周以下の小さな病変では局注液の漏出による lifting 不良を避けるために全周切開は行わず，適切な部位で粘膜下層に侵入することを優先している．一方，半周以上を占める場合や全体が視野に入らないような大きな病変では，切開剥離のゴールとなる口側から

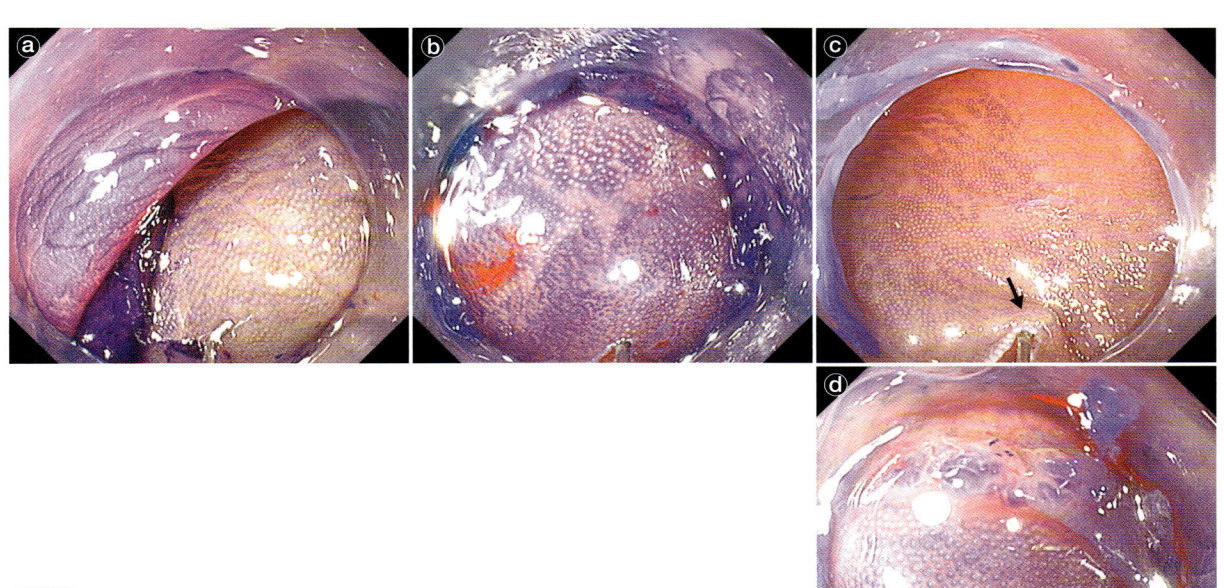

図 1 Hook Knife による粘膜切開手技
Hook Knife の先端屈曲部（1.3 mm；a）のみを刺入して粘膜を hook し，連続的に切開する（b）．その際，先端屈曲部を透見（矢印；c, d）しつつ切開すると穿孔が予防され，安全な切開が可能となる．

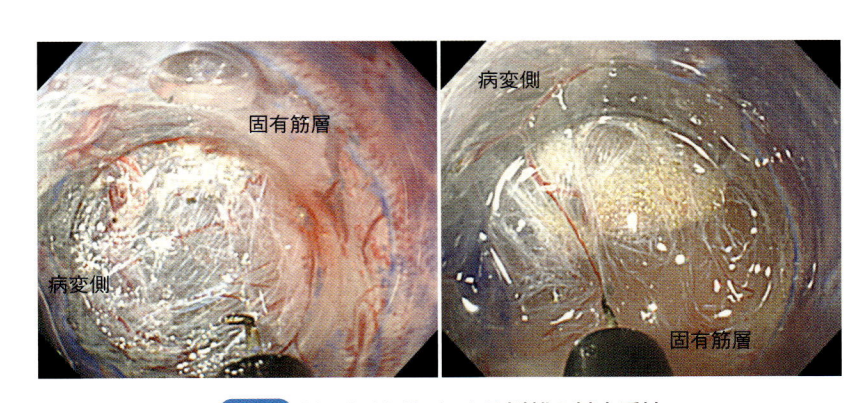

図 2 Hook Knife による剥離の基本手技
ナイフの先端は筋層の対側ないし剥離方向に向け，固有筋層方向へは向けない．

側方の粘膜切開とトリミングを先に行っておくと後の操作が容易となる．すなわち，大きな病変では肛門側からの切開剥離を優先させると，後に病変自体が反転して視野を塞ぎ，口側から側方へのアプローチが難しくなるからである．

2）剥離手技

剥離に際しては Hook Knife の先端を固有筋層の反対側ないし進行方向に向け（図 2），腸管の弧に沿って撫でるように間欠的に通電する操作（sweeping technique）をおもに行い，微妙な技術が要求される部分では組織を引っ掛けて切離

（hooking technique）している[2),3)]（図3，4）．その際，先端アタッチメントで組織との距離を保ち，鉗子口より突き出したHook Knifeの長さを固定し動かさないことで，切開剥離の深さを一定にしつつ先端屈曲部を透見しながら切離することが大切である．この点はDual Knifeなどのほかの先端型デバイスにも共通することで，切離しつつ不用意にHook Knifeの突出長を前後方向で変えると固有筋層を損傷する危険度が増す．

また，手技全体を通じ内視鏡のアングルとトルクによる微妙なタッチが必要で，モニター上でデバイスが意のままに展開できるようスコープ軸はフリーにしておく．また，左手はスコープのアングルに，右手はシャフトの捻り（トルク）に用い，切開剥離中に右手はスコープから離してはならない．また，高周波の通電は間欠的に行い，足はフットスイッチからいつでも放して通電を中断できるようにしておく．さらに，長い通電は避けるべきで，ナイフが跳ねて筋層を傷つけ，思わぬ穿孔を起こす可能性があるからである．

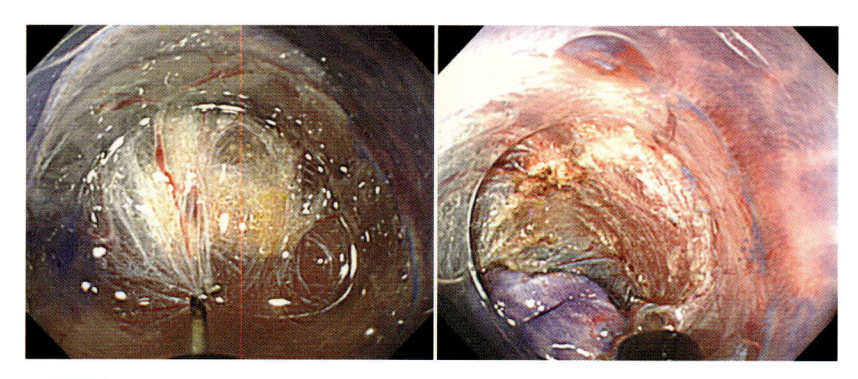

図3 Hook Knifeによる粘膜下層の掛け切り（hooking technique）剥離
血管に富む組織や微妙な手技が要求される部分の処理に適している．

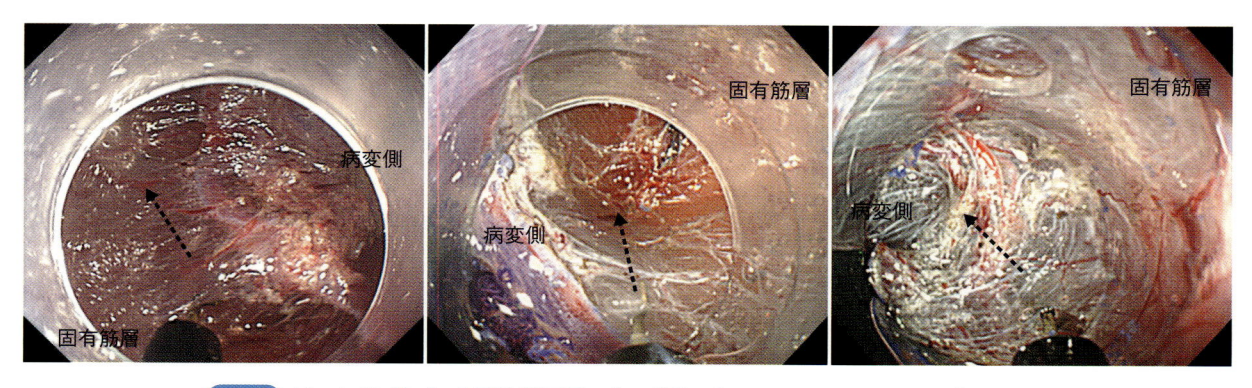

図4 Hook Knifeによる粘膜下層の撫で切り（sweeping technique）剥離
血管の乏しい部分ではCutting modeで，血管に富む組織ではCoagulation modeで剥離する．ナイフの先端は固有筋層対側，あるいは剥離方向を向け，先端屈曲部を透見しながら腸管の弧に沿って剥離すると安全である．

3) 血管処理，および止血手技

粘膜下層の 1 mm 径程度の血管は，Hook Knife で軽くタッチした状態で Forced mode ないし Soft coagulation にて白濁させてから切離すると出血なく剝離を続行することが可能である（**図5**）．出血した場合は丹念に早めに止血処置しておくことが重要で，後回しにすると血腫形成や血液が粘膜下に浸透する事態に遭遇し，組織構造が不明瞭となる．また，剝離操作では組織やナイフへの焦げつき付着で切れが悪くなり，手技の停滞を招くからである．

一方，径 1 mm 以上の穿通枝や大きな villous tumor の feeding artery などの動静

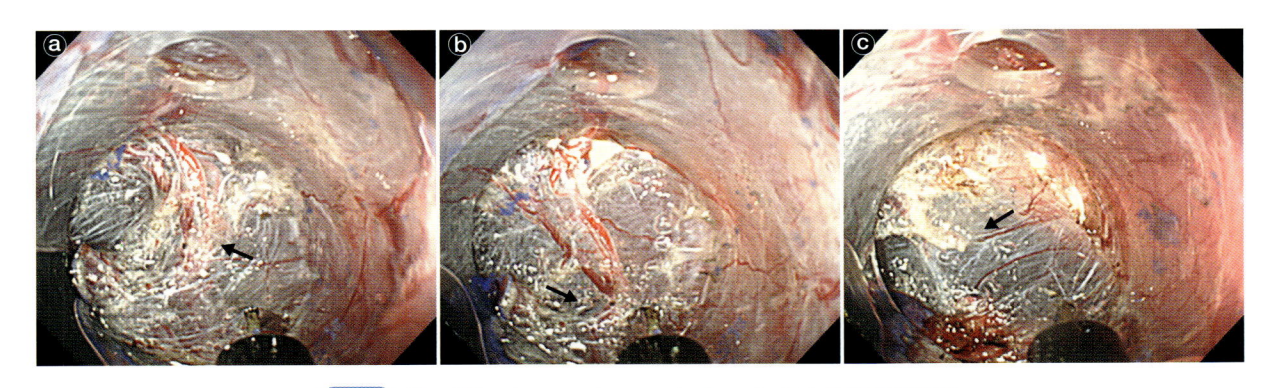

図5 撫で切り（sweeping technique）による血管処理法
1 mm 径ほどの血管（矢印）は Hook Knife を軽く接触させて Forced mode，あるいは Soft coagulation にて白濁するまで通電し切離すると，出血なく安全に処理される．

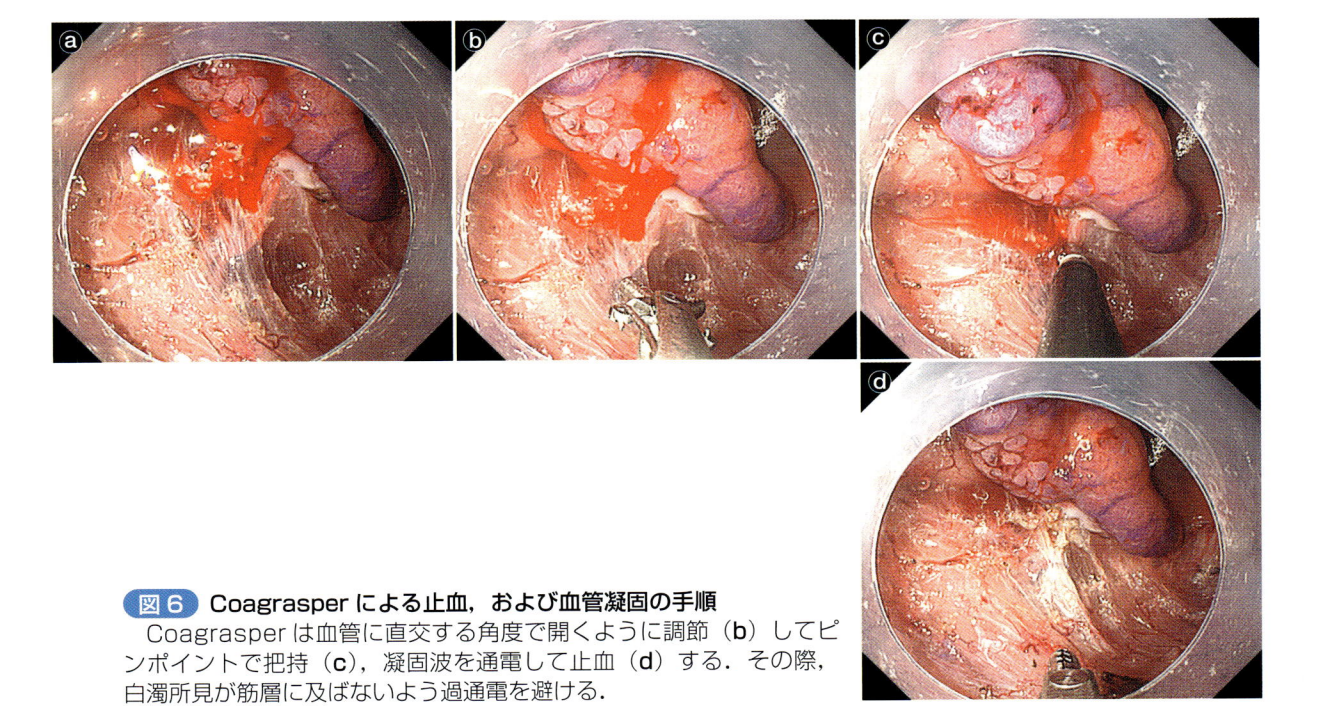

図6 Coagrasper による止血，および血管凝固の手順
Coagrasper は血管に直交する角度で開くように調節（b）してピンポイントで把持（c），凝固波を通電して止血（d）する．その際，白濁所見が筋層に及ばないよう過通電を避ける．

脈はあらかじめ Coagrasper（FD-411 QR, Olympus 社製）にて把持し，完全に白濁させてから切離すると出血予防となる（**図 6**）．その際，焼却効果が固有筋層に波及しないよう，すなわち遅発穿孔の予防目的で粘膜下層の中間ほどで血管を把持し通電することがコツとなる．また，剝離終了後は小さな血管は Coagrasper にてピンポイントで把持して追加焼却し，1 mm 以上の太い血管にはショートクリップをかけておくと後出血の予防となる．

■ II．Hook Knife の応用手技―撫で切り（sweeping），鈍的剝離のコツ

撫で切り（sweeping technique）は Hook Knife を用いて組織を撫でるように剝離する手技で，外科手術の電気メスによる剝離操作の応用である（**図 4**）[2),3)]．本手技は Hook Knife による掛け切りの連続，あるいはナイフ的要素を用いた剝離操作であり，ESD の時間短縮に繋がる．また，粘膜下層の良好な視野展開が重要であり，ナイフ先端を腸管の弧に沿って撫でるように滑らせ，間欠的に通電する．その際，弧状の腸管構造，すなわち筋層と粘膜筋板の位置を意識しておく必要がある．さらに，先端アタッチメントで対象組織との距離を保ち，鉗子口より突き出した Hook Knife の長さを固定し動かさないことで，切開剝離の深度を一定にすることが安全の秘訣となる．すなわち，剝離しつつ不用意に Hook Knife の突出長を前後方向で変えると，深部の固有筋層を損傷する危険度が増すからである．

また，撫で切りでは，穿孔を避けるために Hook Knife 先端は常に固有筋層側に向けないことが肝要となる．すなわち，粘膜下層が広く展開されている場合は，先端屈曲部を固有筋層の反対側，剝離の進行方向，あるいは剝離の進行方向反対側（背側）のいずれかに随時向けて剝離を進める．一方，粘膜下層の切り幅が 1〜2 mm と狭く，先端部を固有筋層の反対側に向けると粘膜筋板に触れる場合は剝離の進行方向に先端を向けて，先端屈曲部を粘膜下に透見しながら剝離を進めると安全である．

さらに，手技全体を通じ内視鏡のアングルとトルクによる微妙なタッチが必要で，モニター上でデバイスが意のままに展開できるようにしておく．その際，左手はスコープのアングルに，また右手はシャフトの捻り（トルク）に用い，通電中に右手はスコープから離してはならない．以上の随意的操作では，Hook Knife の先端部 1.3 mm の幅を利用しての鈍的剝離も時に有効となる．一方，通電は間欠に行い，足はフットスイッチからいつでも放して剝離を中断できるようにしておくことが偶発症の予防となる．以下，難易度の高い病変に対する Hook Knife を用いた ESD について述べる．

■Ⅲ．難易度の高い病変に対する ESD のコツ

● 1．粘膜下層に線維化を有する病変の ESD

　　大腸 ESD の成否を左右する最大の要素は，病変の大きさよりむしろ粘膜下層の線維化の有無と程度である[3]．著者らは粘膜下に線維化を伴った 36 病変を経験した．粘膜下層の線維化は，その原因から局注や生検，EMR などの治療手技，および炎症や腸管蠕動の関連が推測されている非癌性の線維化，ならびに癌の SM 浸潤に伴った線維化に分けられる（表）．36 病変中非癌性の線維化は 22 病変で，要因は生検や局注，および不完全な治療などが主であった．その内視鏡所見は，軽度の線維化では索状白色調に，中等度の線維化では帯状白色調（図7）に観察され，高度な線維化では全体がスクリーン（銀幕）状となる．一方，癌浸潤

表　粘膜下層に線維化を伴った病変の臨床病理学的特徴
（n＝36；LST-G；16，LST-NG；14，Is；2，Ⅱa＋Ⅱc；2，Ⅱc＋Ⅱa；1，Ⅱc；1）

	内視鏡所見	原因	予後	偶発症
良性の線維化 （n＝22）	索状・帯状の白色調線維化，高度線維化ではスクリーン状	生検：10，局注＋生検：3， E（P）MR 後：3， 炎症：4，不明：2	一括摘除：16 分割摘除：5 摘除不能：1	穿孔：1 （クリップで閉鎖，完治）
癌性の線維化 （n＝14）	白色帯状，軽度褐色調，豊富な異常血管，易出血性	SM1：4 SM2：7 SM3：3	一括摘除：10 分割摘除：3 摘除不能：1 （追加手術：7）	なし

一括切除：36 例中 26 例（72.2 %），偶発症：36 例中 1 例（2.8 %）で穿孔

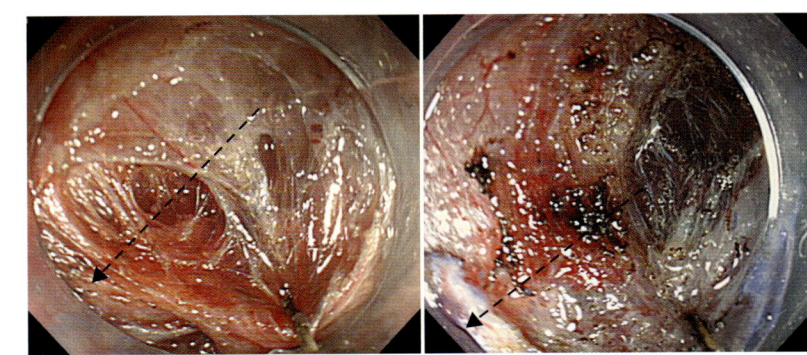

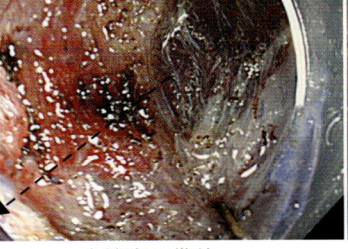

軽度：索状　　　　　　　　　中等度：帯状　　　　　　　　　高度：スクリーン状
String or Rope-like　　　　　Band-like　　　　　　　　　　Screen-like

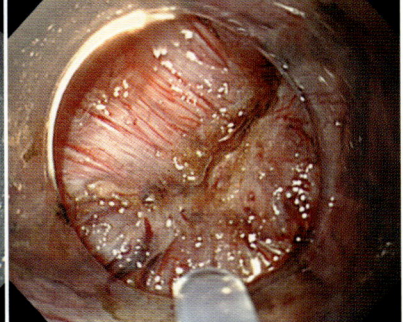

図7　良性（非癌性）の粘膜下層の線維化
　軽度索状の線維化では粘膜下層の中間で，また白濁し領域をもった中等度の線維化では，局注液が浸透した正常粘膜下層の部分から剥離ラインをデザインする．また，スクリーン状の高度線維化では局注液が浸透し，層が同定可能な例を除いては剥離が困難となる．

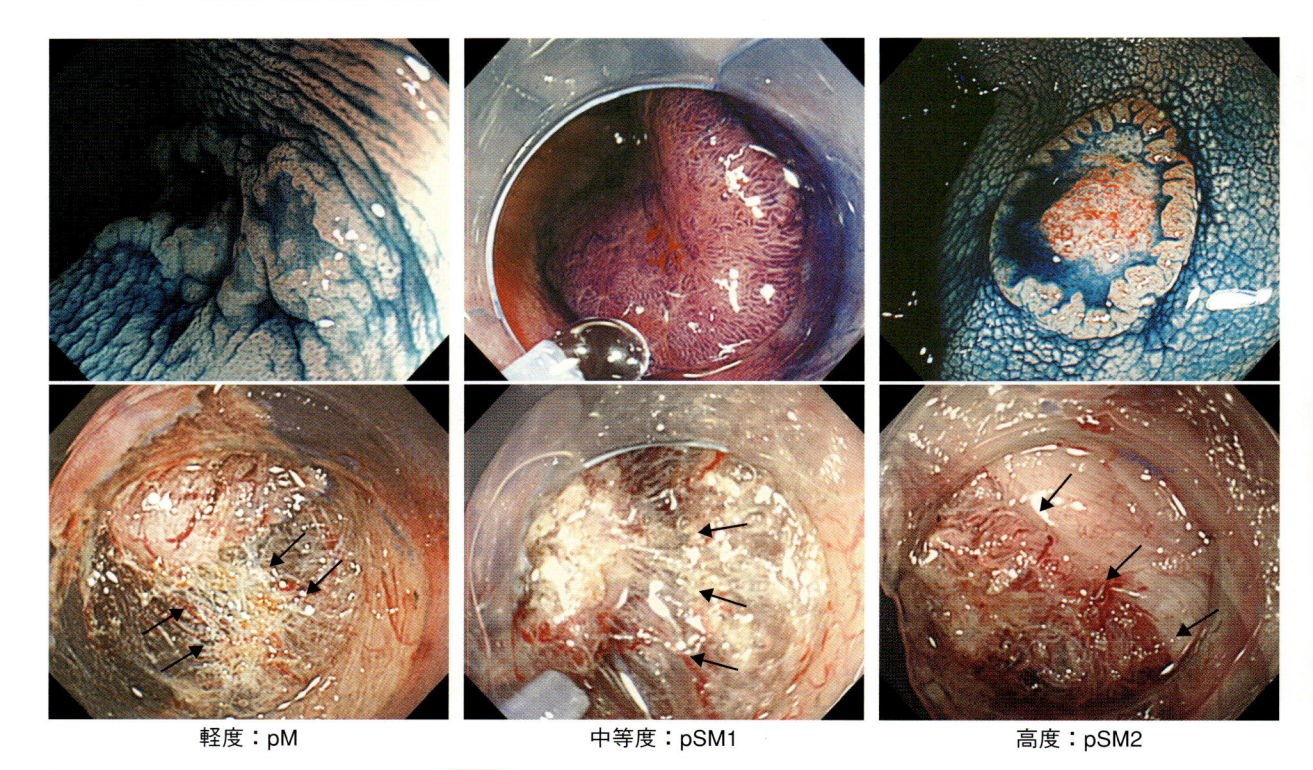

軽度：pM　　　　　　　　中等度：pSM1　　　　　　　高度：pSM2

図8　癌の浸潤に伴った粘膜下層の線維化

　MならびにSM1の癌浸潤例では白色調の線維化と癌浸潤部，および浸潤部に集中する異常血管が観察され，固有筋層直上が剥離ラインとなる．また，高度の癌浸潤例では褐色調の癌浸潤部と線維化，ならびに口径不同を示す異常な血管増生がみられ，また固有筋層との境界はきわめて狭く，局注液の浸透も不良である．

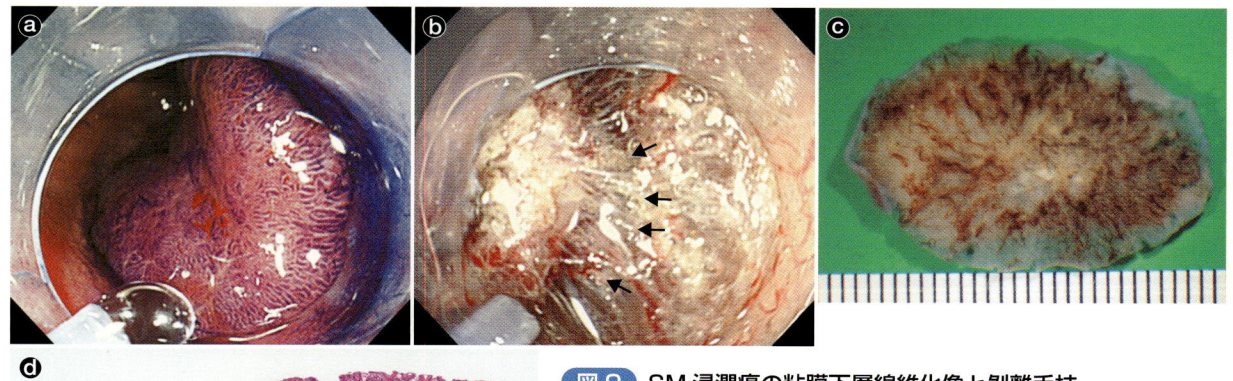

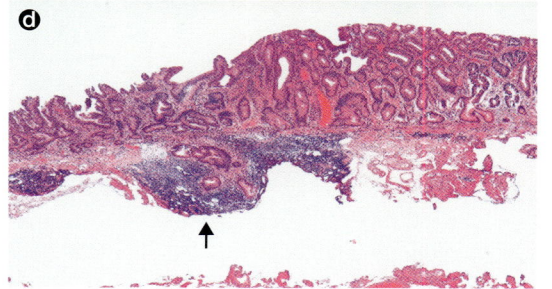

図9　SM浸潤癌の粘膜下層線維化像と剥離手技

　80歳代，女性，S状結腸，大きさ28 mmのLST-NG（flat elevated type）病変のSM軽度浸潤癌例．

　a, b：白色索状の線維化，ならびに血管像を認め，また粘膜下層側に突出した白色調部分が観察される．局注液は線維化とその周囲に浸透し，固有筋層直上で剥離した．
　c：摘除標本の粘膜下層面のマクロ像．線維化部分に一致した白色調線維化，ならびに血管集中像を認める．
　d：病理組織診断では線維化部分で粘膜下層SM1（300 μm）に浸潤した高分化腺癌であった．

に伴った線維化は 14 病変で，癌浸潤部と思われる白色調から褐色調部分と豊富な異常血管を伴っていた（図 8, 9）．

一括切除は 26 例（74.2％），分割切除 8 例，摘除不能 2 例であったが，一括切除例の可能要因は，① 局注液が線維化組織間質に浸透したこと，② 線維化周囲の正常ないし疎な部分から固有筋層の位置が同定され剥離線の設定が可能であったこと，③ Hook Knife 先端が線維化組織間に進入可能であったこと，などである（図 10）．一方，局注液の浸透しないスクリーン状の高度な線維化例や高度癌浸潤例では Hook Knife の入る余地はなく，このような例は標準的適応外と判断された．さらに，結果的に剥離できたとしてもギャンブル的要素が高く，一度穿孔を起こすと硬い線維化組織周囲にクリップで縫縮可能な柔らかい粘膜下組織を見出すことは困難であり，閉鎖不能の可能性が高い．

したがって，標準的適応となる剥離可能な粘膜下層の線維化とは固有筋層と粘

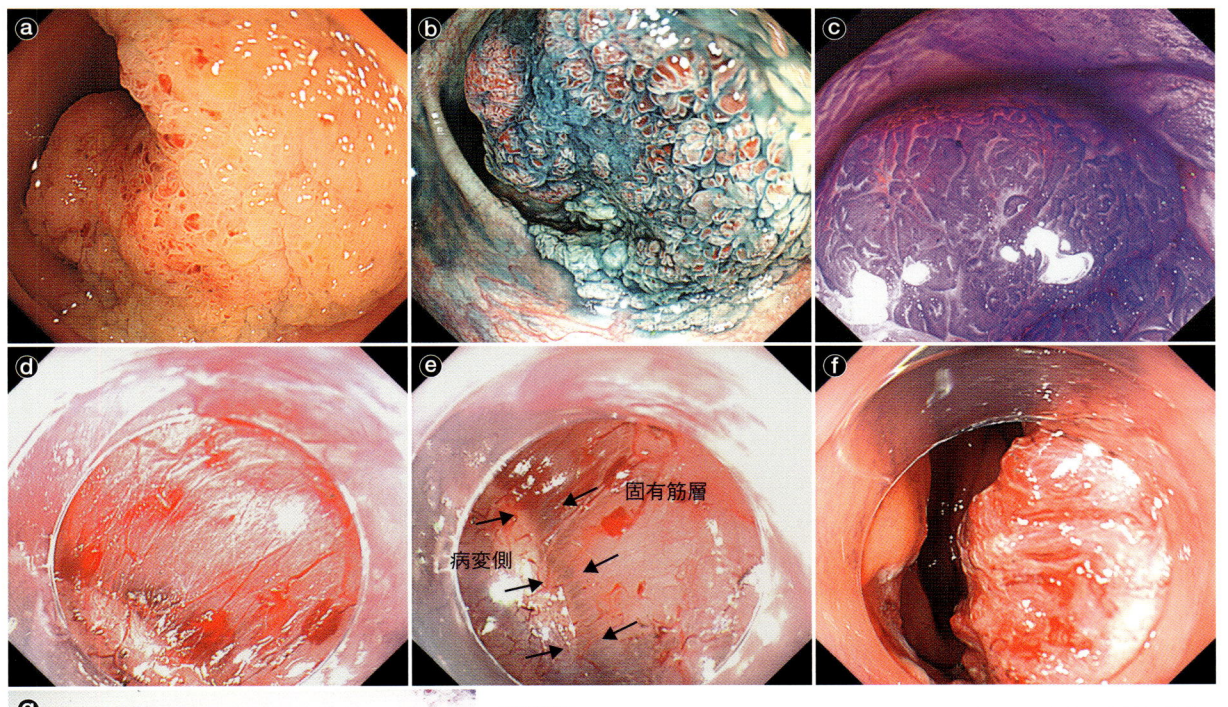

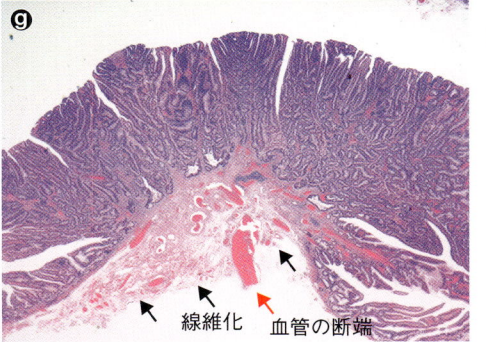

図 10 ひだ上に存在し，粘膜下層に線維化を伴った病変の剥離手技

73 歳，女性，横行結腸肝彎曲部のひだ上に位置する LST-G 結節混在型の病変，大きさ 75×55 mm．

a〜c：pit pattern は V_I 軽度不整，NBI 所見は capillary pattern：Type IIIA から，M〜SM 軽度浸潤癌と診断し ESD を行った．
d：粘膜下層に線維化を認め，固有筋層との境界は不明瞭である．
e：局注液はわずかに浸透し，せり上がった固有筋層と病変との境界部分に疎な領域（矢印）を認め剥離が可能であった．
f：剥離後．
g：組織像を示す．深達度 M の腺腫内癌で，粘膜下層の矢印部分に線維化と切離された血管像を認める．

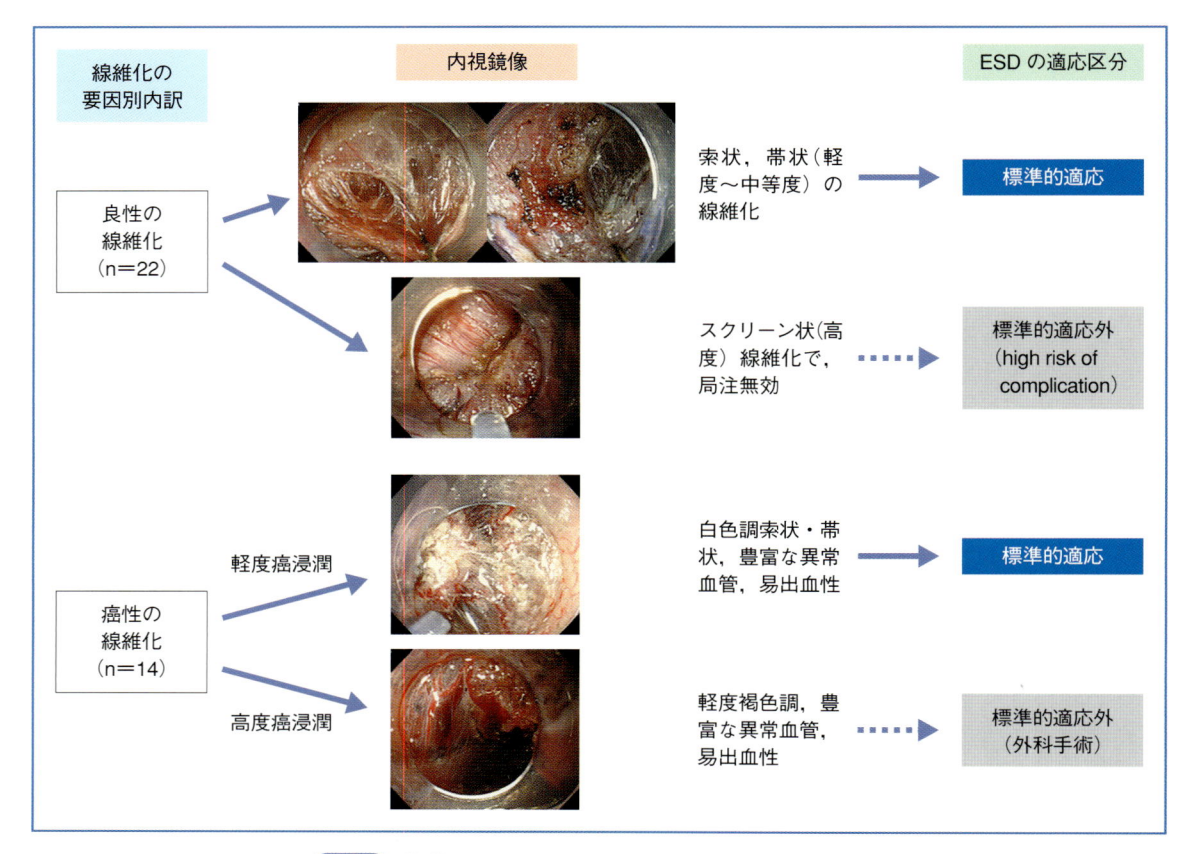

図11 粘膜下層に線維化を伴った病変のESD適応区分

膜下層の境界が同定され，またナイフの入る余地のある線維化である（図11）．また，術野では線維化部分とその両サイドの固有筋層・粘膜下層のラインから切離線が想定可能な場合と判断された．

● **2. 軽度の線維化のESDのコツ**

　軽度の索状線維化では，十分量のグリセオール®やヒアルロン酸ナトリウムの局注によりその間隙から奥の粘膜下層が透見され，剥離線のデザインは比較的容易である（図11）．また，Hook Knifeによる剥離線は非癌性の線維化では粘膜下層中間からやや筋層寄り，そして癌性の線維化では深部断端を考慮して白色調部分より筋層寄りの粗な線維化部分に設定する．その場合，癌性の線維化では異常血管を伴うためCoagulation modeにて血管を白濁させてから切離すると出血の予防となる（図5）．一方，線維化では固有筋層がテント状に挙上され，線維化と判断してフックした組織が実は筋線維で穿孔した1例を著者は経験しており，軽度の線維化とはいえ剥離に際しては注意を要する．

3. 高度の線維化

　粘膜下層に中等度から高度の線維化を伴った病変のESDでは，線維化周囲の剥離を先行させて筋層と粘膜下層の解剖学的位置関係を明確にしてから線維化部分へと剥離を進める（図8）．すなわち，線維化部分では浸透不良であるが周囲ではよく浸透し，局注液の浸透の度合いに差が生じる．以上の内視鏡像を良好な視野で展開し，幅をもった線維化部分の両端に位置する正常粘膜下層部分から剥離線をデザインし，線維化部分へ剥離を進める．その場合，筋層が引きつれ挙上されていることを想定し，筋層の損傷を避け線維化部分の中間の位置で切離する．また，ひだ上に存在し高度の線維化を伴った病変の剥離では，わずかな局注液の浸透が層を知る手がかりとなる（図10）．ちょうど外科手術にも共通する手技で，層をつくりつつ剥離する感覚である．

　一方，癌のSM浸潤に伴った線維化の剥離では，白色調から褐色調を呈する癌浸潤部へ切り込むことは避けなければならない．したがって，剥離ラインは可能なかぎり固有筋層近傍に設定し，こまめに血管を凝固しつつ剥離を進める．その際，同様に固有筋層が癌浸潤部側へ挙上されていることがあり，損傷しないように注意する（図8, 9）．

4. 大きな病変に対するESD

　遠景で病変全体の観察が可能な小さな病変（半周以下）では，局注液の漏出によるlifting不良を避けるために全周切開は行わず，適切な部位で粘膜下層に進入することを優先する．一方，半周以上を占める場合や全体が視野に入らないような大きな病変では，治療に先立ち手技の手順や進め方をイメージとして描いておく必要がある．すなわち，肛門側手前から粘膜下に進入し剥離することを優先すると，後に病変自体が視野を塞ぎ術野の確保や口側へのアプローチが難しくなり，またバランスの悪い切除標本となる（図12）．したがって，このような大きな病変では切開剥離のゴールとなる口側から側方の粘膜切開とトリミングを先行させると，のちの展開が容易となる（図13）．次に，病変手前の粘膜切開を行い，重力によるトラクションのもっとも効いている部分からすばやく粘膜下層に入り，剥離を放射状に進める．剥離に際しては，同様に剥離部分にもっとも重力がかかるよう適時体位変換を行い，また局注液を追加し良好な術野を確保する．また剥離においては，Hook Knifeを腸管の弧に沿うように操作して撫で切りを多用すると術時間の短縮に繋がる（図4）．

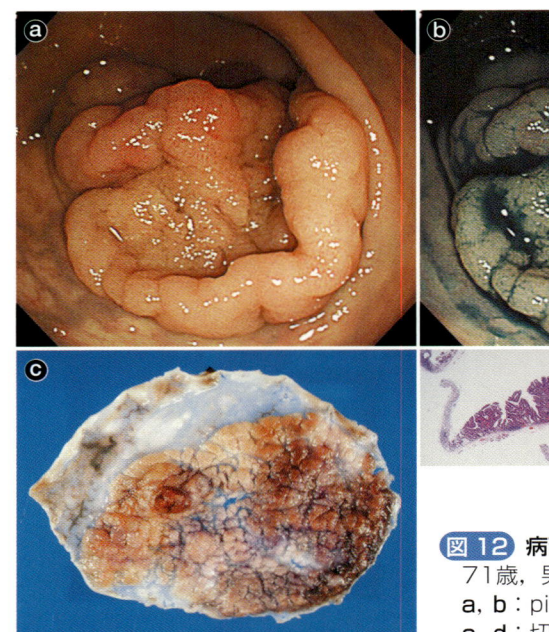

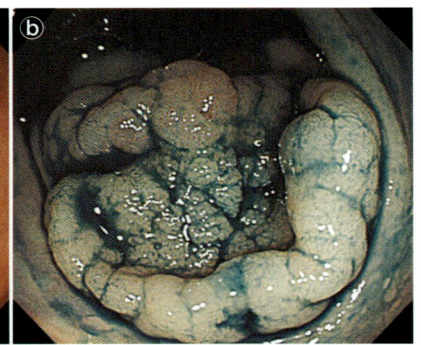

図12 病変手前から剥離を優先した例

71歳，男性．S状結腸，大きさ72 mmのLST-G病変．
a, b：pit patternはV₁軽度不整で，M癌と診断した．
c, d：切除標本，ならびに割面組織像を示す．病理組織診断は深達度Mの高分化腺癌で，術時間は2時間15分であったが側方断端が不均一でバランスの悪い標本となった．

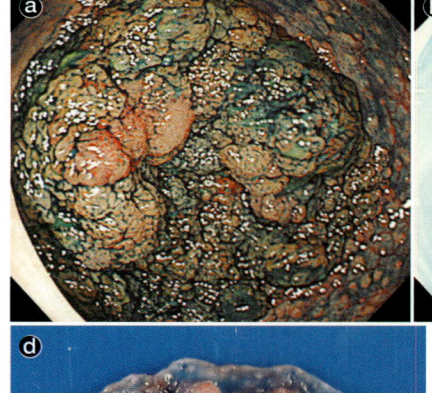

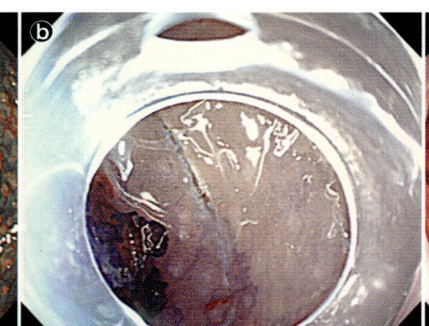

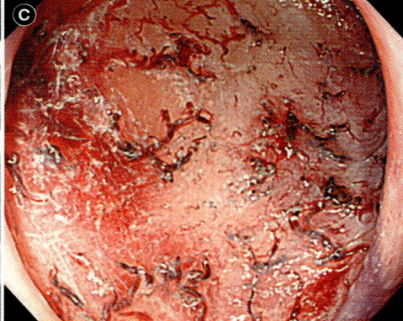

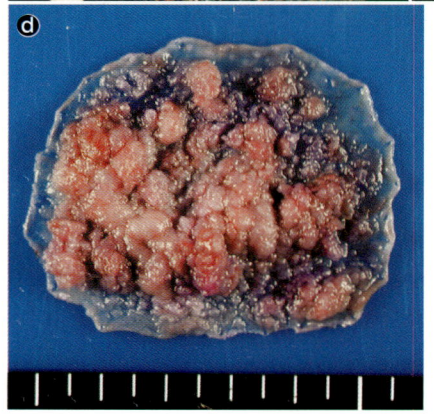

図13 病変口側から側方の粘膜切開を最初に行った例

73歳，女性．S状結腸，大きさ約55 mmのLST-NG病変．
a, b：pit patternはV₁軽度不整，capillary patternはType ⅢAであった．
c：口側の切開剥離部，および摘除後の潰瘍を示す．術時間2時間5分でESDを完遂した．
d：切除標本のマクロ像を示す．病理組織診断は深達度Mの高分化腺癌，側方断端は陰性で，ほぼ均等なsurgical marginを確保しえた．

文　献

1) 小山恒男，菊池勇一，宮田佳典，他：食道癌に対する EMR の選択方法；新しい EMR 手技—Hooking EMR method の有用性．臨牀消化器内科　2001；16：1609-1615
2) Tamegai Y, Saito Y, Masaki N, et al：Endoscopic submucosal dissection：a safe technique for colorectal tumors. Endoscopy 2007；39：418-422
3) 為我井芳郎，斎藤幸夫，正木尚彦，他：大腸 ESD の技術修得とそのための条件．胃と腸 2007；42：1115-1126
4) 豊永高史，西野栄世：大腸 ESD のコツとピットフォール；胃と大腸の違いを含めて (4) Flush ナイフ．早期大腸癌　2006；10：507-511
5) 小野裕之，後藤田卓志，近藤　仁，他：IT ナイフを用いた EMR—適応拡大の工夫．消化器内視鏡　1999；11：675-681

（為我井芳郎）

【Hook Knife による ESD】
Hook Knife の応用的なテクニック

DVD menu 4

- 70 歳代，男性
- 部位：S 状結腸
- 肉眼型：LST-G（nodular mixed type）
- 大きさ：44×32 mm

使用デバイス

- スコープ　　PCF-Q260J
- 処置具　　　Hook Knife，Coagrasper，先端アタッチメント
- その他　　　CO_2 送気装置
- 局注液　　　グリセオール®，ムコアップ®

高周波装置の設定

- 使用高周波装置　VIO 300D

切開	Endo Cut Q Effect 2, Duration 4 Interval 6
剝離	Swift Coagulation 50W Effect 3 もしくは Endo Cut Q Effect 2 Duration 4 Interval 6
止血	Soft Coagulation 50W Effect 6

想定されたリスク

- 穿孔ならびに出血．

術前診断

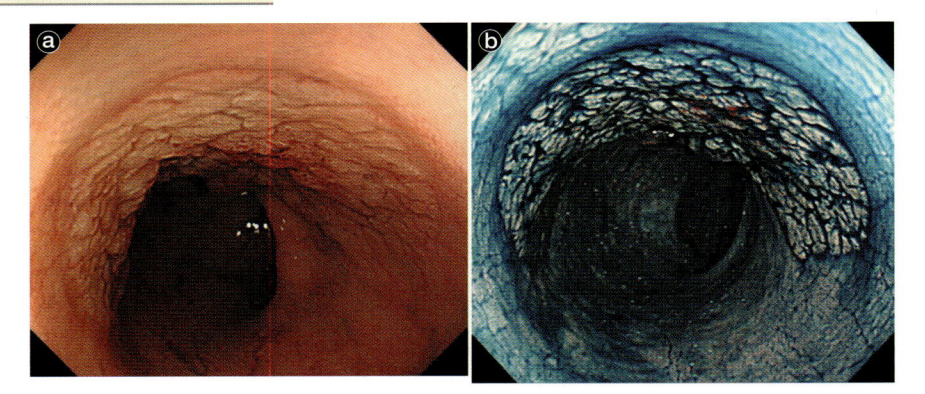

a，b：通常内視鏡．病変は約半周を占める LST-G（nodular mixed type）病変であった．

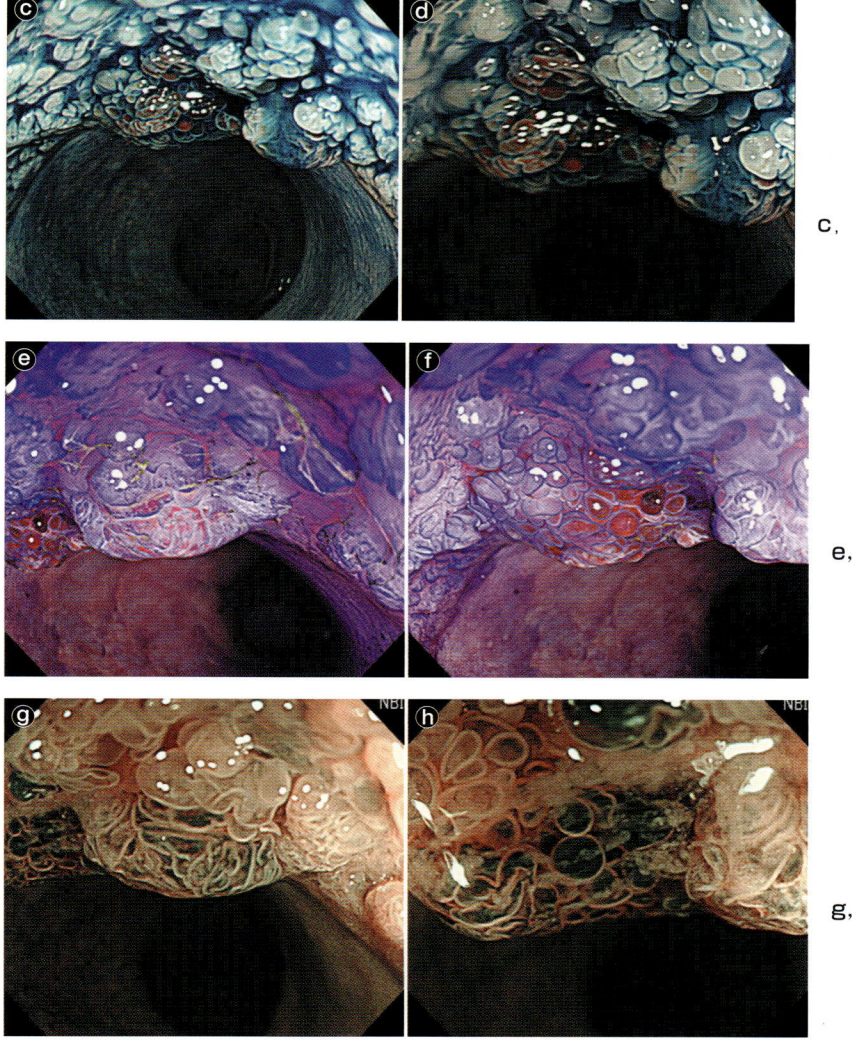

c, d：色素内視鏡．Indigo-carmine 撒布による色素拡大ではⅣ型 pit pattern を認めた．

e, f：クリスタルバイオレット染色による拡大観察では同様にⅣ型 pit pattern を認めた．

g, h：NBIによる拡大観察では舌状，ループ状の血管を認め capillary pattern typeⅡと分類された．

治療戦略

　S状結腸の大きさ4.5cmで約半周を占めるLST-G病変で，初めに微妙な操作が可能となるようにスコープ軸を直線化する．また，剥離に際して重力を利用できるように体位変換を行い，病変を天井側に位置取りする．
　本例のように腸管内腔が狭く（反転操作が困難），また病変自体も大きい場合は，初めに正面視の状態で切開剥離のゴールとなる口側の粘膜を切開し，その後に側方の粘膜切開を行っておくと後の剥離操作が容易となる．

切除標本

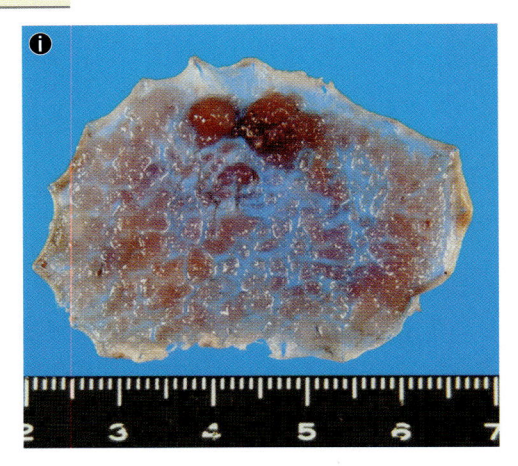

i : Pathological finding. High-grade tubulovillous adenoma, Size: 44×32mm

治療のアプローチ・ポイント

- 粘膜切開では Hook Knife の突出長を一定に固定し，アタッチメントを滑らせるようにスコープに操作して粘膜切開を行う．その際，Hook Knife の先端屈曲部は切開する方向に向け，粘膜下に透見しつつ切開することが穿孔を防止する上で重要となる．
- Hook Knife による剝離では，基本手技の粘膜下組織を掛け切り（hooking technique），および応用手技の撫で切り（sweeping technique）の技術を用いるが，いずれの手技も直視下で行うことを原則とする．
- 撫で切りでは粘膜切開時と同様に Hook Knife の突出長を一定に固定し，スコープのトルク操作で腸管の弧に沿って剝離する．その際，Knife の先端屈曲部は固有筋層の対側，または剝離の進行方向を向け，粘膜下層の間質に透見しながら剝離することで，安定した深さで剝離を行うことがポイントなる．

（為我井芳郎）

3 症例に対する治療戦略・pitfall

（1）SM軽度浸潤癌で易出血性の病変　DVD menu 5

60歳代，女性
直腸（Rb-a），LST-G（nodular mixed type）

使用デバイス

- スコープ　　PCF-Q260J
- 処置具　　　Hook Knife，Coagrasper，先端アタッチメント
- その他　　　CO_2 送気装置
- 局注液　　　グリセオール®，ムコアップ®

高周波装置の設定

- 使用高周波装置　VIO 300D

切開　Endo Cut Q Effect 2, Duration 4 Interval 6
剥離　Swift Coagulation 50W Effect 3 もしくは Endo Cut Q Effect 2 Duration 4 Interval 6
止血　Soft Coagulation 50W Effect 6

想定されたリスク

- 穿孔および出血のうち，とくに出血．

術前診断

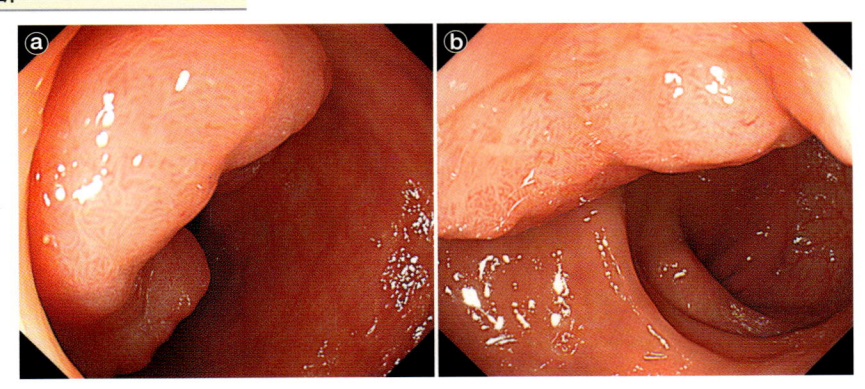

a，b：通常内視鏡所見．病変は奥行きのあるLST-G（nodular mixed type）病変で，遠景で全体像をとらえるのは困難であった．

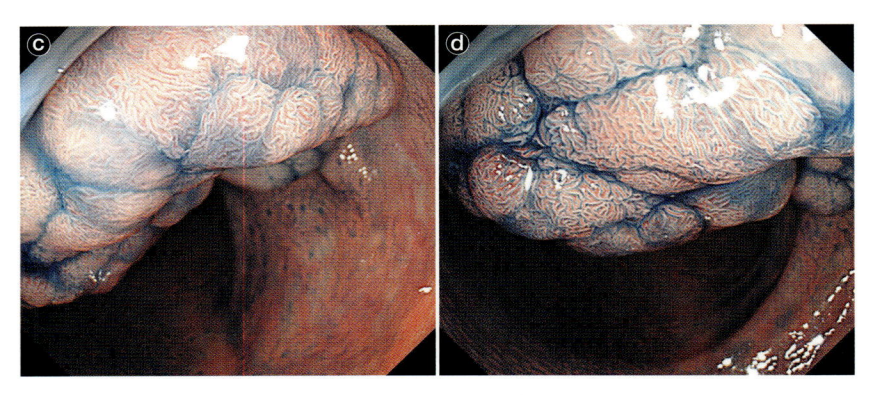

c, d：色素内視鏡（インジゴカルミン）像．
病変の辺縁部分にはIV型 pit pattern が観察された．

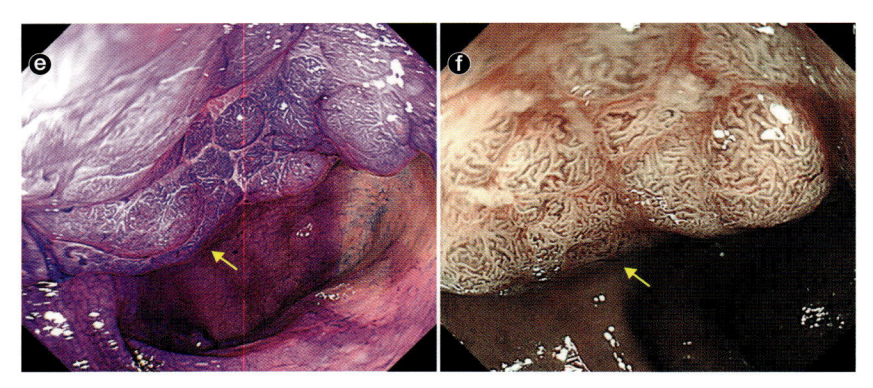

e, f：pit pattern および NBI 拡大所見．
矢印部分にVI軽度不整の pit pattern，ならびに capillary pattern typeIIIA の所見を認めた．

治療戦略

　直腸の大きさ 6.5 cm の LST-G 症例で，VI 軽度不整の pit pattern および capillary pattern type IIIA の所見を認め，M～SM 軽度浸潤癌が疑われたが，同時に粘膜下の線維化や異常血管の存在も念頭に置くことがポイントとなる．

切除標本

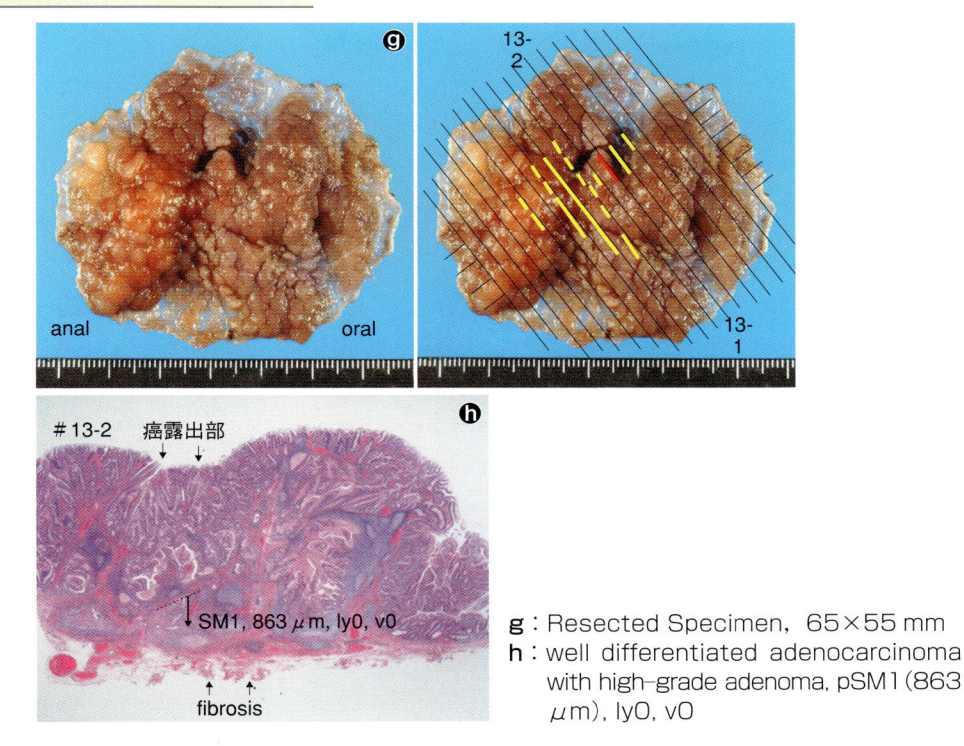

g : Resected Specimen, 65×55 mm
h : well differentiated adenocarcinoma with high-grade adenoma, pSM1（863 μm）, ly0, v0

治療のアプローチ・ポイント

● 本例のように奥行きのある大きな病変の ESD では，病変手前（肛門側）からの切開剥離を優先すると，後に病変自体が視野を塞ぎ術野の展開が不良となる．したがって，82 頁，88 頁の症例と同様に初めに切開剥離のゴールとなる口側から側方の粘膜切開とトリミングを行っておくと後の剥離が容易となる．

● Hook Knife による撫で切り（sweeping technique）を行うと剥離のスピードアップにつながる．高周波の設定は血管の乏しい部分では Endo Cut Q で，血管の豊富な部分は Swift Coagulation ないし Forced Mode を用いる．

● 本例のように癌の SM 浸潤を有する病変では粘膜下層に豊富な血管や線維化が存在する．このような場合には，予め止血鉗子で血管を凝固処理してから Hook Knife で剥離していくと安全な ESD が可能となる．

● 同様に小さな出血であってもこまめに Coagrasper を用いて止血しておくことが肝要で，血液の付着や血腫形成は層の見極めを困難にすると同時に Knife に焦げ付きが付着し，切れが悪くなる要因となる．急がば回れの丁寧さが求められる．

● 切開剥離の終了後は，潰瘍底に突出する太い穿通枝に対して予めクリップをかけておくと後出血の予防となる．

（為我井芳郎）

（2）粘膜下層に線維化を有する病変　　DVD menu 6

50歳代，女性
直腸S状部（RS），LST-G（nodular mixed type）

使用デバイス

- スコープ　　　PCF-Q260J
- 処置具　　　　Hook Knife，Coagrasper，先端アタッチメント
- その他　　　　CO_2 送気装置
- 局注液　　　　グリセオール®，ムコアップ®

高周波装置の設定

- 使用高周波装置　VIO 300D

切開	Endo Cut Q Effect 2, Duration 4 Interval 6
剝離	Swift Coagulation 50 W Effect 3 もしくは Endo Cut Q Effect 2 Duration 4 Interval 6
止血	Soft Coagulation 50 W Effect 6

想定されたリスク

- とくに穿孔のリスクが危惧された．

術前診断

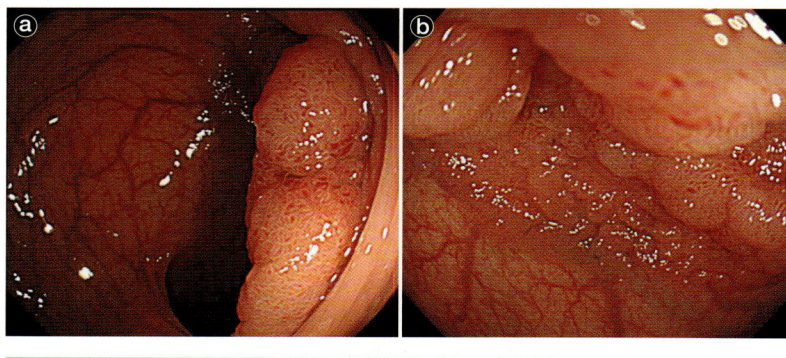

a，b：通常内視鏡所見．病変はひだの奥に展開し，全体像を把握することは困難であった．

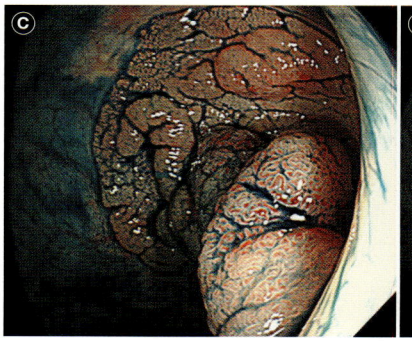

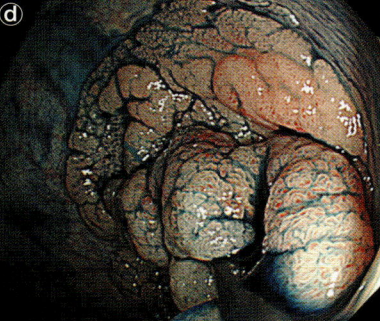

c，d：色素内視鏡（インジゴカルミン）像．体位を変え，手前のひだを押し下げると病変の全貌が明らかとなった．

e, f：pit pattern および NBI 拡大所見．Ⅳ型 pit pattern，並びに capillary pattern typeⅡの所見を認めた．

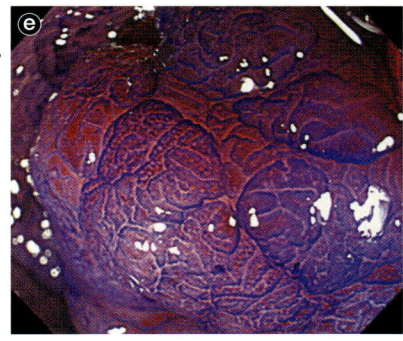

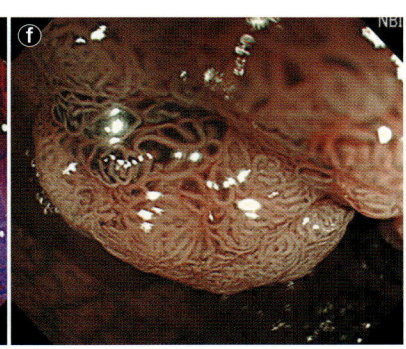

治療戦略

> 直腸の大きさ 6.5 cm の LST-G 病変で，本例のように粗大結節を有する病変では蠕動等の機械的要因で結節直下の粘膜下層に線維化を伴うことがあり，線維化対策を予めシミュレーションしておくことが重要となる．

切除標本

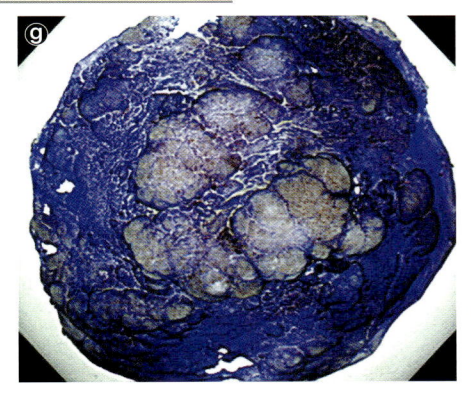

g：Histology；high-grade tubulovillous adenoma, size：65×60 mm

治療のアプローチ・ポイント

- 本例では粘膜下層に白濁した線維化を認めたが，組織が硬く掛け切り（hooking technique）は困難で，Hook Knife の先端で撫で切り（sweeping technique）の手技が有用であった．その際，固有筋層を手がかりに層を見極めることが重要となる．
- 線維化の強い部分では，間質にわずかにムコアップが浸透し粘膜下層が同定された．また，剥離においては Knife 先端で撫でるように，あるいは先端屈曲部を間質に透見しながらスライドさせて通電すると安全な剥離が可能となる．
- また，Hook Knife 先端屈曲部の 1.3 mm 幅はトルクやアングルによる鈍的剥離に利用することができ，本例のような線維化病変には有用となる．
- Coagrasper はピンポイントで血管を把持し凝固止血することが可能で，過度の熱損傷の予防となる．また，径 1 mm 程の動脈では，血管の側に Hook Knife の先端を軽く当ててソフト凝固を血管が白濁するまで通電して切離すると，出血なく安全に血管を処理することが可能となる．

〈為我井芳郎〉

（3）直腸の病変

DVD menu 7

70歳代，男性
直腸（Ra），0-Is＋IIa（LST-G），60 mm

使用デバイス

- スコープ　　PCF-Q260J
- 処置具　　　Dual Knife，Coagrasper，先端アタッチメント
- その他　　　CO_2 送気装置

高周波装置の設定

- 使用高周波装置　ICC 200

	Dual Knife	Coagrasper
切開	EndoCut　Effect 2　30 W	
凝固	Forced Coag　30 W	
ソフト凝固		50W

術前診断

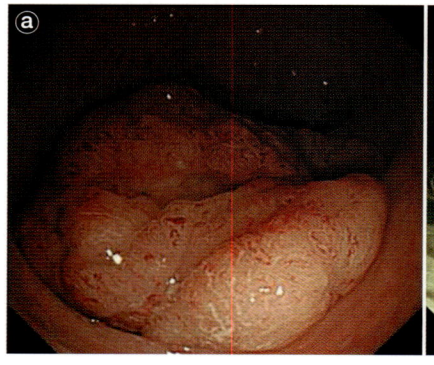

a：病変は，Raに存在する60 mm大のIs＋IIa（LST-G）．Villous様で，粘液が多く付着するため出血しない程度にプロナーゼで何度も洗浄した．

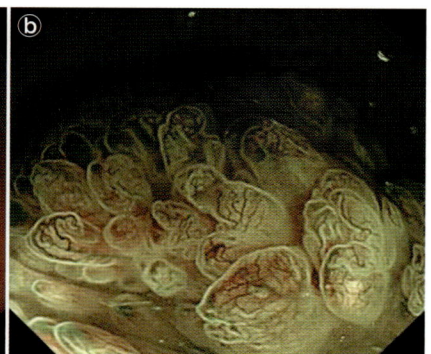

b：NBI所見は佐野分類のIIあるいはIII_Aと判断した．

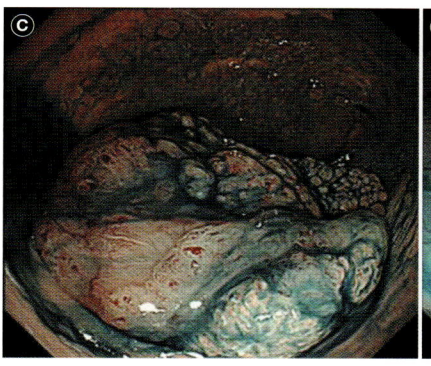

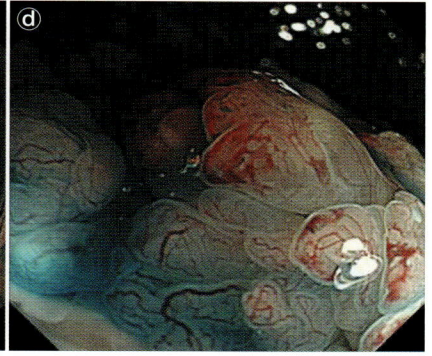

c：インジゴカルミン撒布像．十分な洗浄後ではあるが，粘液が多く付着する．

d：インジゴカルミン拡大像．pit patternは，奥の発赤した粗大結節様部でもⅣ型（non-invasive）pit patternと判断．一見，Serrated adenomaに見られる松笠様所見に見えるが，鋸歯状構造は見られずⅣHとはしなかった．

治療戦略のポイント

・Raにおいては，スコープの反転ができるかどうか，またスコープを反転した際，いかに病変に水平にアプローチできるかどうかが，ESDの難易度を規定する．そのためには，事前に患者体位を4方向変換し，最適なポジションを想定しておくことが重要である．
・反転操作が可能な場合は，反転にて病変口側の周囲切開・粘膜下層の剥離から開始する．その際，重力を利用したESDを行うため，病変が重力と反対側に位置するような体位変換を行う．
・反転操作が困難な場合は，逆に肛門側の周囲切開・粘膜下層の剥離から開始する．
・想定されるリスクは，穿孔である．穿孔を起こさないようナイフを操作することが第一だが，仮に穿孔が生じた際にもリスクを最小限に止めるため，病変を重力の反対側に位置させる体位変換が重要である．

切除標本

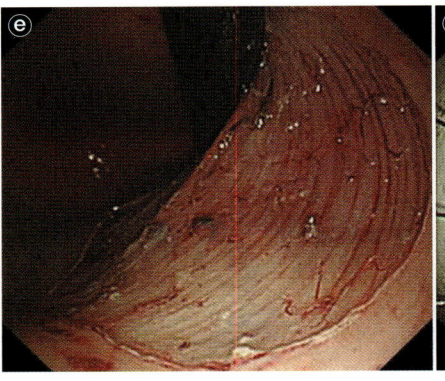

e：観察も含め1時間弱で安全に一括切除が終了した．一括切除後剝離面．出血しそうな血管や，筋層への熱変性も観察されない．

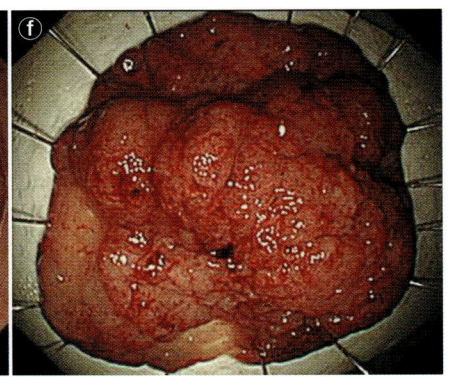

f：60×46 mmの切除検体．病理組織結果は，Well differentiated adenocarcinoma, low grade atypia in adenoma, pM, ly0, v0, LM, VM（−）にて治癒切除が得られた．

治療のアプローチ・ポイント

- 大腸ESDにおいては，通常反転が可能であれば反転にて口側からアプローチし粘膜周囲切開を行う．その際，全周を粘膜切除してしまうのではなく，病変の大きさに応じて一部分の粘膜切開にとどめ，すぐに粘膜下層の剝離に取りかかることが，十分な粘膜下層のLiftingを得るために重要である．
- 唯一，肛門縁にかかる病変や，スコープの反転操作が困難な場合に，肛門側からアプローチを開始する．
- 周囲切開した部位の粘膜下層剝離が，ある程度終了したら，さらにその周囲に粘膜切開を加え，同様に粘膜下層の剝離を行う．このようにして部分的な粘膜切開＋粘膜下層の剝離の操作を繰り返し行っていく．
- 病変口側の剝離が，ある程度（病変により異なるが，大体6〜8割）完了したら，次は反転を解除して病変肛門側の処理に移る．この時の剝離操作も，部分的な粘膜切開＋粘膜下層の剝離の繰り返しとなる．
- 穿孔を予防するためには，粘膜下層の剝離の際は，粘膜下層の下1/3程度の位置を，ナイフを筋層と平行に動かすことで，筋層へ熱侵襲を与えないことが重要である．
- 粘膜下層を直視するためには，体位変換および先端アタッチメントの装着が必須である．送水した水が病変と反対側に溜まる位置に体位変換することで，剝離部が明瞭になり安全に剝離操作が行える．また先端アタッチメントは胃ESDと比較し，若干長目に装着することがポイントである．
- このような体位変換が，粘膜下層の視認性を上げるだけでなく，万が一，穿孔した場合でも便汁の腹腔内への漏出を防ぐことが可能となり，腹膜炎のリスクを軽減する．

（斎藤　豊）

（4）盲腸の病変

DVD menu 8

- 60歳代，女性
- 部位：盲腸
- 肉眼型：LST-G（Mixed type）
- 大きさ：40 mm

使用デバイス

- スコープ　　　PCF-Q 260 J
- 処置具　　　　Dual Knife，Coagrasper，先端アタッチメント
- その他　　　　CO_2送気装置

高周波装置の設定

- 使用高周波装置　VIO 300D

	Dual Knife	Coagrasper
切開	DryCut　Effect 2　30 W	
凝固	SwiftCoag　Effect 4　30 W	
ソフト凝固		SoftCoag　Effect 5　50 W

術前診断

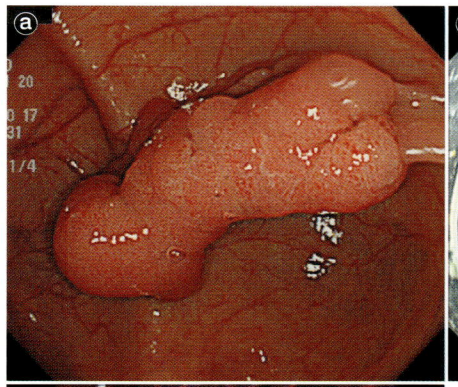

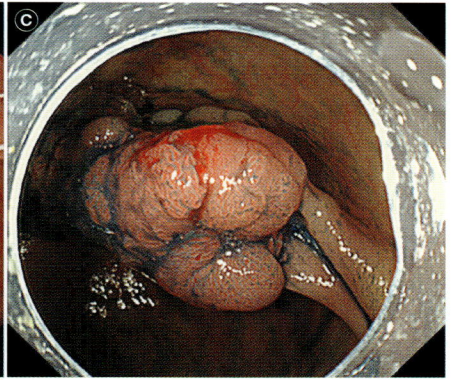

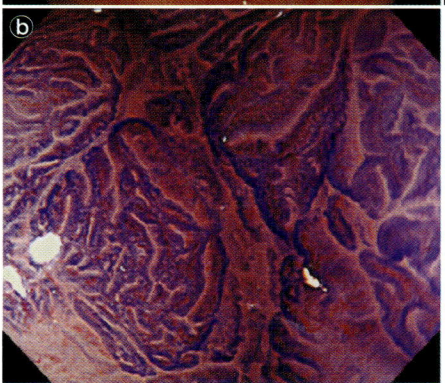

a：盲腸の外側壁に存在するやや大型のLST-G（Mixed type）．
b：拡大観察ではⅢL＋Ⅳbのpit patternであり腺腫が主体であると考えられたが，中心部ではVI軽度の部分もあり癌の存在も疑われた．
c：一見EMRでも良さそうであったが，詳細に観察すると病変の裾野の部分に平坦な腫瘍の進展が見られ，さらに軽度の引きつれを伴っていることより，EMRでは確実な一括切除は困難と判断しESDを行う方針とした．

切除標本

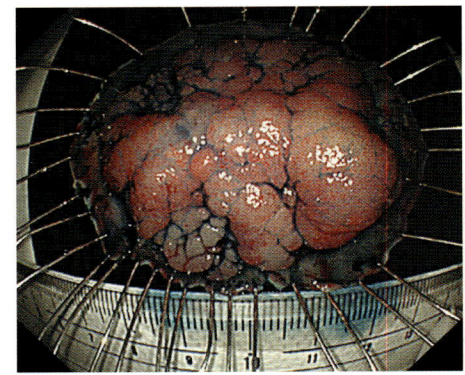

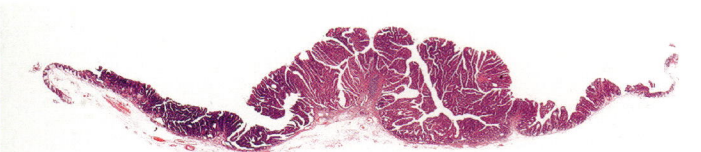

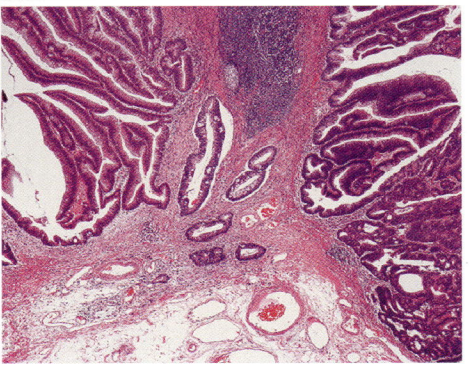

切除検体．腫瘍径は 50×35 mm で病理組織は Adenocarcinoma, tub1, pSM（500 μm），ly0, v1, LM（-），VM（-）

深達度は問題なかったが，脈管侵襲陽性のため追加手術となった．分割切除となった場合には，微小な脈管侵襲などの重要な情報が失われてしまう可能性もあるため，ESDによる一括切除は有用であると考えられる．

治療のアプローチ・ポイント

- 術前チェックで，仰臥位と左側臥位にて病変が重力の上側に位置することが判明したため，仰臥位で処置をスタートすることとした．また，盲腸では反転操作が不可能であるため，肛門側から切開と剥離を行い，重力を利用して病変がめくれるように処置を進めた．
- 一方向から重力を利用して腫瘍をめくっていく場合，腫瘍を剥離しすぎてしまうと，反対側の粘膜切開がしづらくなるため，半分ほど切開と剥離を行った段階で，口側の切開と粘膜下層の深切りを行っておくことが大切である．
- 出血時には，状況に応じた止血操作が求められる．Dual Knife の先端は，収納した際に厚さ 0.3 mm のディスク部分のみが残るため，比較的安全に止血処置が可能である．しかし，先端凝固を数回行っても止血できない場合には，速やかに Coagrasper に変更すべきである．Coagrasper を使用する際には，出血点をピンポイントで把持し，やや牽引しながら間欠的に通電凝固する．
- 止血処置の際には，視野確保のためにも術野の洗浄は必須であり，可能なかぎり送水機能のついた処置用スコープ（PCF-Q 260 J）を使用することが望ましい．

（矢作直久）

（5）S状結腸の病変

DVD menu 9

- 40歳代，男性
- 部位：S状結腸
- 肉眼型：LST-NG
- 大きさ：2 cm

使用デバイス

- スコープ　　　GIF-Q 260 J
- 処置具　　　　Dual Knife，Coagrasper，先端アタッチメント
- その他　　　　CO_2 送気装置

高周波装置の設定

- 使用高周波装置　VIO 300D

	Dual Knife	Coagrasper
切開	DryCut　Effect 2　30 W	
凝固	SwiftCoag　Effect 4　30 W	
ソフト凝固		SoftCoag　Effect 5　50 W

術前診断

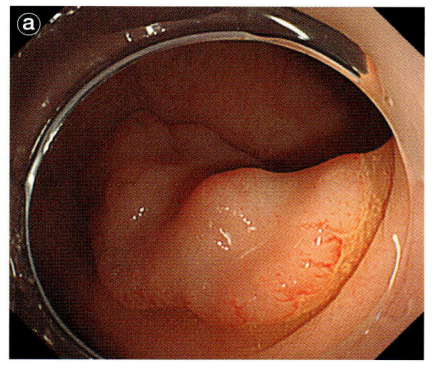

a：S状結腸のひだ上に存在する20 mm大のLST-NG

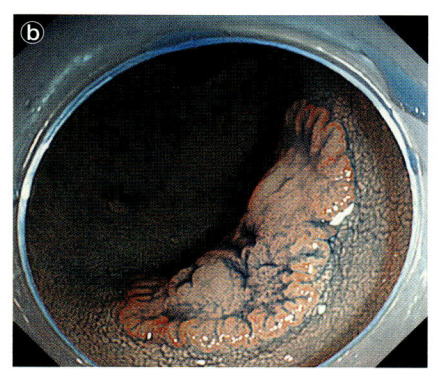

b：インジゴカルミン撒布像では不整な陥凹面を認める．

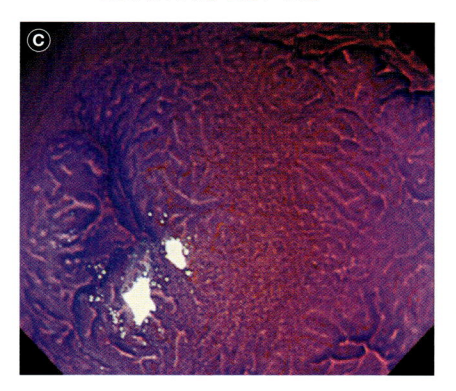

c：ピオクタニン染色後の拡大観察では，陥凹面の一部にV_I軽度不整のpitを認める．

切除標本

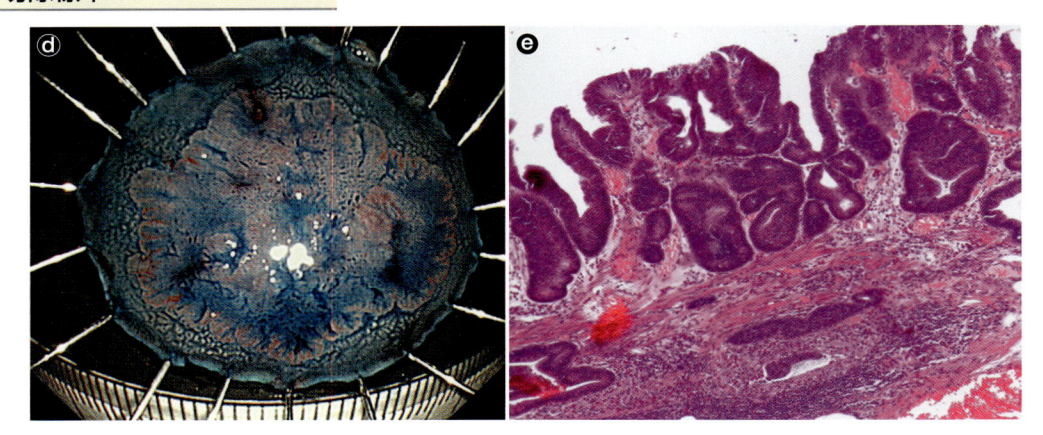

d, e：切除検体．腫瘍径は 22×20 mm で病理組織は Well differentiated adenocarcinoma，pSM（100μm），ly1，v0，LM（−），VM（−）．脈管侵襲のために追加切除となったが，non-lifting であっても脈管侵襲さえなければ，ESD により根治的な切除が可能な症例であった．

治療のアプローチ・ポイント

- S状結腸は屈曲している上にスコープの操作性も悪い場合が多い．屈曲した腸管では，先端アタッチメントによる視野の確保が非常に重要である．
- 治療時にはあらゆる体位を確認し，もっとも操作性が良く，視野が展開してくる位置を確保する必要がある．場合によっては意図的に腸管を過伸展させたり，逆に短縮したうえで空気も抜いて近接しながら処置を行うこともある．
- スコープの操作性が極端に悪い場合には無理な治療は行わず，ダブルバルーン内視鏡の使用も考慮する．
- LST-NG では予想以上に線維化が強い場合が多く，non-lifting になる場合も少なくない．しかし中心部が non-lifting であっても，粘膜下層に入り込み粘膜下層に直接ムコアップ®を局注することにより，ある程度の隆起が得られる場合が多い．したがって non-lifting の病変を治療する際には，病変周囲の隆起が十分な部位より切除，剥離を進め，確実に先端アタッチメントで粘膜下層に入り込むことが成功のカギとなる．
- 線維化が強く，粘膜下層のスペースが狭くなっている場合には，インジゴカルミンを濃くして，粘膜下層の視認性を良くすることも安全性を上げるうえで有効である．

（矢作直久）

4 偶発症対策

ポイント
- 大腸 ESD におけるおもな偶発症は穿孔と出血である．
- 大腸の穿孔は，胃と同じには考えず慎重に対応するべき．
- 治療前の余分な腸液の吸引・腸液が病変と反体側に移動する被検者の体位変換が重要．
- クリップ縫縮する際，ある程度剥離を進めてからクリップすることでその後の ESD が完遂できる．
- 保存的に経過観察する際にも，外科医との緊密な連携が必須．

はじめに

大腸内視鏡的粘膜下層剥離術（endoscopic submucosal dissection；ESD）を始めようとする内視鏡医は，当然ながら偶発症に対する対応に精通している必要がある．偶発症に対応する知識・能力がないがために不必要な緊急外科手術や輸血などの不利益を患者が被るようなことは決してあってはいけない．

大腸 ESD における主な偶発症は穿孔と出血である．

I．穿　孔

穿孔に関しては，大腸の穿孔は腹膜炎を併発する危険性から緊急外科的手術が必要であるという考えが一般的であった．しかしながら最近では，内視鏡的にしっかりとクリップ縫縮することで保存的な経過観察の可能性も報告されている[1),2)]．これにはニフレック®（ポリエチレングリコール含有溶液；PEG）やマグコロール®などで腸管内洗浄が完全に行われるようになったこと，また ESD における穿孔は通常 EMR による穿孔と比べて pin-hole であることが多くクリップ縫縮が容易であるなどが要因となっていると思われるが，現時点では胃の穿孔と同じには考えず慎重に対応するべきである．

1．予防策

穿孔を起こさない心構えが大前提ではあるが，万一の穿孔に備え前処置の強化が重要となる．前述のごとく，当院の大腸 ESD クリニカルパスでは治療前日入院のうえ，低残渣食，治療当日の絶食，PEG 3 l（看護師が便の性状を適宜確認し，必要に応じて PEG の 0.5～1 l 追加，微温湯浣腸などを行う）を原則としている．

当院ではさらに第2世代セフェム（セフメタゾン®）の静注を，治療当日に予防的に行っている．また，腸管滅菌として，経口のポリミキシンB硫酸塩やニューキノロン系抗生物質などを内服するという報告もあるが，その必要性においては議論が分かれる．

また腸液の腸管外への漏出を予防する目的で，ESD前に余分な腸液の吸引および腸液が病変と反体側に移動するよう被検者の体位変換をしている．この体位変換は病変の重力を利用したESDにも有用である．

2. デバイスによる穿孔予防

胃のESDと違い，粘膜下層・筋層が薄く穿孔の危険性が高い大腸におけるESDでは常に粘膜下層を直視した状態で粘膜下層の剥離を行う必要がある．

そのために，大腸スコープ（細径・Water jet機能付き），先端アッタチメント，粘膜下局注剤としてのムコアップ®（ヒアルロン酸ナトリウム），大腸ESD用メス，安全な止血用デバイスが必要であるが，これらの詳細は3章に譲る．

3. 穿孔した場合の対応策

万が一穿孔した場合は，可及的速やかにクリップ縫縮を行うが，その際，その後のESDの継続の妨げにならぬよう，ある程度剥離を進めてからクリップ縫縮することがポイントである．保存的に経過観察する場合でも外科医と緊密な連携を取り，緊急手術のタイミングを逃さないことが重要である．

4. 穿孔部のクリップ縫縮が困難な場合

患者の腹部膨満感や管腔の虚脱により，クリップ縫縮が困難な場合は，18 G Medicut needle®での腹腔穿刺が有用な場合がある[2]．脱気することで，腸管の虚脱が改善され視野が確保され，また腹部膨満感も改善するからであろう．穿刺点は通常右マクバーネー点であるが，穿刺前に腹部単純X線写真でfree airの確認をしたほうが安全である（図1）．

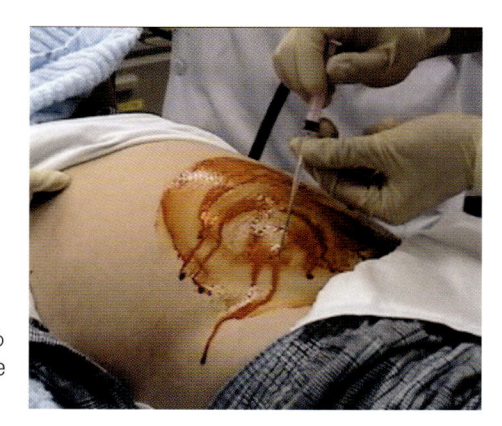

図1
穿刺点は通常右マクバーネー点であるが，穿刺前に腹部単純X線写真でfree airの確認をしたほうが安全である．

大腸 ESD における穿孔は，通常 EMR と比較して微小穿孔であり，クリップ縫縮は比較的容易である[2]．しかしながら，ESD の継続が困難で，スネアリングを施行した場合など穿孔部が大きく，通常クリップによる穿孔部縫縮が困難な場合がある．そのような状況では，留置スネア[3]や 8-ring を利用した縫縮術[4]が有用となる可能性がある．

最近の Natural Orifices Transluminal Endoscopic Surgery（NOTES）の普及に伴い消化管の全層縫合可能なクリッピングデバイスの開発も進んでいる．これらのデバイスが臨床的に使用可能となれば，穿孔の縫縮も確実に施行することが可能となり，trans-anal endoscopic microsurgery（TEM）による直腸腫瘍の全層切除同様，大腸 ESD においても穿孔はもはや合併症の範疇に入らなくなる日も近い．

II. 腹部コンパートメント症候群

上部消化管 ESD において報告されているように，大腸 ESD においても同様に穿孔をきたした場合に，過度の気腹から迷走神経反射による腹部コンパートメント症候群[5]を引き起こす危険性が存在する．したがって，穿孔の予防が大前提ではあるが，万一穿孔を起こしてしまった場合には，可及的速やかにクリップ縫縮することが，腹部コンパートメント症候群を予防するためには必要である．その際，前項で述べたように，その後の ESD の継続の妨げにならないようにすることが最大のポイントである．

以前は，気腹予防に 18 G Medicut needle® での腹腔穿刺を必要とする場合もあったが[2]，最近では CO_2 送気を使用しているため，微小穿孔においては，可及的速やかにクリップ縫縮が可能であれば free air もほとんど認めることはなく，腹腔穿刺を必要とすることは少ない．もちろん CO_2 送気を使用していても穿孔の縫縮が不可能であって送気が長時間継続した場合は気腹を生じうるため注意が必要である．

III. 直腸 ESD は安全か？

大腸 ESD のハードルの高さから，まずは下部直腸（Rb）から大腸 ESD を開始するべきとの意見がある．確かに，Rb においては筋層が結腸と比較して厚く，スコープのアプローチ・操作性も比較的良い．腹膜反転部の肛門側となり仮に穿孔しても腹腔内でなく後腹膜腔であり腹膜炎を併発する危険性は少ないとされる．しかしながら，後腹膜腔に穿通した場合でも大量の air が漏出すれば後腹膜気腫や縦隔気腫を引き起こす危険性があり，緊張性気胸などの重篤な合併症の報告もある．このような重篤な合併症を予防する意味でも CO_2 送気は有用であると考える．またスコープの操作性が良いといっても胃と比較するとやはりスコープ

の動きに制限があり，胃ESDを十分施行した後に，指導者の監視下に開始することが望ましい．

また糖尿病などを合併した高齢者においてはRbといえどもフルニエ症候群など[6]の重篤な多臓器不全を引き起こす危険性もあり，穿孔を起こさない細心の注意が必要である．

IV. 出　血

大腸内視鏡治療後の出血は，術直後の出血と，術後数時間あるいは数日たってからの後出血とに分類される．術直後の出血に対しては，クリップによる止血が汎用されているが，最近はESDの影響もあり，凝固止血も用いられることがあるが，大腸では筋層が薄いために胃と同様の感覚で止血すると遅発性穿孔を誘発する危険性がある．したがって大腸における凝固止血では，Coagrasperなどで押し付けることなく短時間のみ凝固する．

設定を**表**に示す．

表　大腸における凝固止血の確認

処置	処置具	ICCシリーズ	VIO 300 D	ESG-100
止血	Coagrasper	Soft Coag 50 W	Soft Coag Effect 5 50W	Soft Coag 50 W

後出血の頻度は，当院ではESDで1.4％，EMRで3.1％とEMRにおいて頻度が高い．これはESDにおいては腫瘍径が大きいものの粘膜下層の血管を焼灼しながら切除していることの影響であろう．いずれにせよ大腸内視鏡治療後の後出血においては輸血を要するような出血は少なく，保存的に絶食で軽快する場合がほとんどである．内視鏡で観察して大量の凝血塊を認めたとしても，出血自体はすでに止まっている場合が多く，念のため露出血管をクリップすることで事足りる．ただし，大腸の筋層はきわめて薄いため，クリップによる機械的穿孔を起こす危険性もある．クリップをかける際は，正常粘膜を引き寄せるようにする．また筋層に直接かけざるをえない場合は，筋層に突き刺すような操作は避け，筋層に水平に近くかけ，さらにクリップを閉じる際に，空気を抜いてgentleに操作する注意が必要である．

したがって患者がプレショック状態でもないかぎりは，PEGでの前処置をしてから内視鏡観察したほうが，出血部位の確認が容易である．多くは絶食・安静のみでも十分かもしれないが，時に拍動性出血をしている症例も経験するため，便器が真っ赤になる程度の出血があった場合は一度内視鏡で観察しておくほうが安全である．

■ おわりに

　大腸 ESD を施行するにあたり合併症の予防・対応はもっとも重要な課題である．さまざまな安全なデバイスが開発されているが，大腸の筋層は非常に薄く，とくに筋層を露出した状態で長時間作業する大腸 ESD においては，デバイスやスコープ先端のアタッチメントによる機械的刺激においても，穿孔を起こす危険性が存在するため，常に細心の注意をもって ESD を完遂する卓越した集中力が必要である．

文　献

1) Taku K, Sano Y, Fu KI, et al：Iatrogenic perforation associated with therapeutic colonoscopy：A multicenter study in Japan. J Gastroenterol Hepatol　2007；22：1409-1414
2) Saito Y, Matsuda T, Kikuchi T, et al：Successful endoscopic closures of colonic perforations requiring abdominal decompression after endoscopic mucosal resection and endoscopic submucosal dissection for early colon cancer. Dig Endosc　2007；19：S34-S39
3) Matsuda T, Fujii T, Emura F, et al：Complete closure of a large defect after EMR of a lateral spreading colorectal tumor when using a two-channel colonoscope. Gastrointest Endosc 2004；60：836-838
4) Fujii T, Ono A, Fu KI：A novel endoscopic suturing technique using a specially designed so-called "8-ring" in combination with resolution clips（with videos）. Gastrointest Endosc 2007；66：1215-1220
5) 小野裕之：内視鏡治療の偶発症の対策―胃．胃と腸　2006；41：709-714
6) Eke N：Fournier's gangrene：a review of 1726 cases. Br J Surg　2000；87：718-728

〈斎藤　豊〉

5 術後管理

ポイント
- 術後管理でもっとも重要なことは穿孔および腹膜炎の防止である．
- ESD施行後の潰瘍底の詳細な観察は術後管理方針を決定するうえできわめて重要である．
- 穿孔部のクリッピングが困難で縫縮が不完全であれば，腹膜炎が進展しないうちに早期に外科的手術による縫縮が必要である．
- 腹膜炎が生じていても，穿孔部が後腹膜であったり腸間膜で被覆されていると，局所的な膿瘍形成を起こした状態で腹膜刺激症状がマスクされることがある．

■ はじめに

　大腸の内視鏡的粘膜下層剥離術（ESD）の術後管理は，上部消化管ESDとは異なるという認識をもつ必要がある．具体的には，① 大腸壁は食道や胃と比べて薄いこと，さらに，② 胃酸が存在しほぼ無菌的な胃と異なり，大腸には不潔な便汁が存在し容易に便汁漏出による腹膜炎を生じやすいこと，さらに，③ 大腸は長い管腔臓器で多くの屈曲やひだを有するため深部に貯留した空気の肛門からの脱気は難しく，上部消化管に貯留した空気が胃チューブで容易に脱気できるのとは状況がかなり異なる，などの特殊性が存在する[1]．したがって，この点を十分踏まえたうえで大腸ESDの術後管理を行うことが重要である．本稿では，一般的事項を踏まえて当科での術後管理を中心に概説する．

■ I．ESD術後に生じうるおもな偶発症とその防止

　一般的に，大腸のESDでは，上部消化管のESDのように強いセデーションをかける必要はないのでセデーションの覚醒管理を要することは少ない．長時間の治療になりセデーションを行った場合はその覚醒管理が必要になるが，それに関しては別項を参照されたい．
　ESD術後に生じうるおもな偶発症は，内視鏡的粘膜切除術（EMR）と同様で，
① 筋層の損傷や熱凝固の波及による限局性の腸壁の炎症
② 穿孔および穿孔性腹膜炎
③ 後出血
などである[2],[3]．

血管をきちんと処理しながら行うESD手技では，大腸ESD後に出血する頻度はきわめて低いが，術後管理で大腸の出血を予防する方法はほとんどなく，出血症状や末梢血液所見の経過を観察するしかない．

術後管理でもっとも重要なことは穿孔および腹膜炎の防止である．そのためには，最低でもESD当日（第1病日）は絶飲食のうえで安静を保つことが重要である．とはいっても，穿孔を生じていなければ，のどを潤す程度の少量の飲水は構わない．ただし，多量の飲水や冷たい飲料水は腸管蠕動を誘発するため原則禁忌である．絶飲食を第2病日以降も継続する必要があるかどうかは，切除後潰瘍底の状態と術後の腹部所見（自発痛，圧痛の有無），血液生化学所見（末梢血液，炎症反応）などによって総合的に判断する．状況に応じて抗生物質の投与を要する場合もある．これらの判断を誤って食事開始を急ぐと，遅発性穿孔を起こす危険性がある．

II．潰瘍底の観察・評価の情報

ESD施行後の潰瘍底の詳細な観察は術後管理方針を決定するうえできわめて重要である．

1．出血に対する管理

ESD後の後出血を予防するために，潰瘍底の露出血管を止血鉗子で予防止血処理を行うことは有用であるが，大腸壁は薄いため，安易に止血を行うと遅発性穿孔を起こしうる．小さめのカップの止血鉗子で血管だけを把持して腸管内腔に牽引し，ソフト凝固50W程度で軽く止血凝固し，漿膜に凝固が及ばないよう注意することが肝要である．万が一，止血のために凝固過多になった場合は，遅発性穿孔の可能性を意識した術後管理が必要になる．

2．穿孔に関する管理

完璧なESDが行われた場合は，潰瘍底の表層に薄い粘膜下層の層が残存しているが（図1），剥離深度が深いと筋層が直接露出し内輪筋がささくれた状態を呈する（図2）．穿孔しないまでも，筋層に局所的な損傷が生じた場合は，穿孔予防的なクリッピングの適応である．また，剥離時に凝固過多になった場合は，粘膜下層にみずみずしさがなく，筋層表層が凝固した状態を呈する．筋層が露出したり，凝固過多になった場合は，穿孔予防的なクリッピングのみならず，後述のごとく厳重な観察・管理が必要である．筋層に損傷や凝固過多が生じた場合は，予防的な抗生物質の投与を行ったほうが無難である．

術中に穿孔が生じた場合は，それが微小穿孔なのか比較的大きな穿孔なのか，そして，クリッピングで確実に縫縮できているか否かの把握がきわめて重要である．大腸には便汁が存在するため，便汁が腹腔に漏出すると顕性の腹膜炎を生じ，

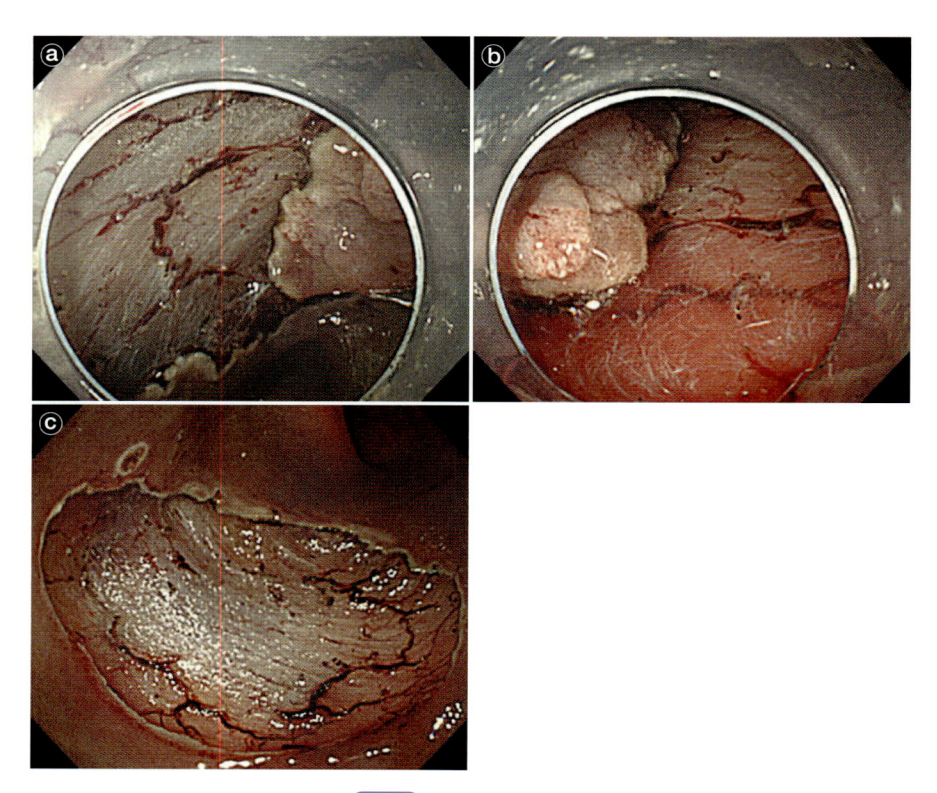

図1 きれいな潰瘍底

適切な層で剥離が進行し，筋層に熱変性や物理的損傷がまったく及ばなかった場合は，筋層の表層を粘膜下層の一部が薄く覆っており，ささくれた内輪筋や筋層の断裂などは認めない．

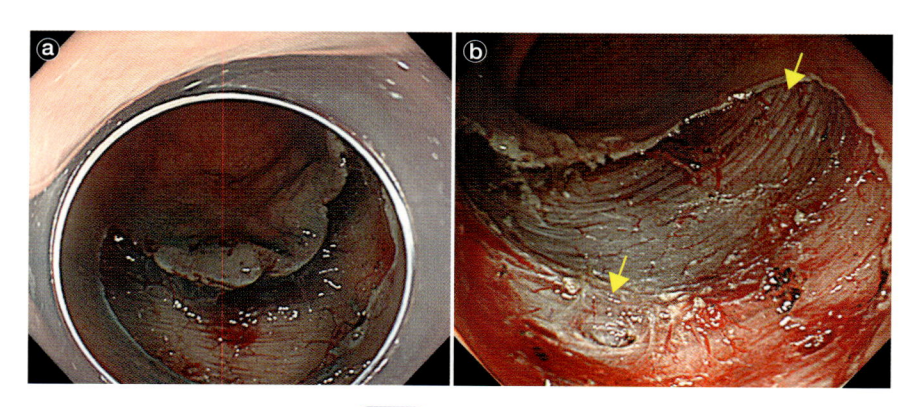

図2 内輪筋損傷例

大腸の筋層は薄く疎なので，筋層の直上で剥離が進行すると a のように内輪筋の線維が見えてくる．極端な場合は，b のように内輪筋がささくれた状態（矢印上）になる．矢印下は，穿孔ではないが，内輪筋の一部に損傷を生じている．

緊急手術になる可能性が高いからである．長時間の大腸 ESD によって，大腸内に多量の空気が貯留していると腸管内圧が上昇しているので，不完全なクリッピングでは容易に便汁が腹腔に漏出し腹膜炎に至る．

なお，腹満感の軽減はもとより，長時間に及ぶ ESD による腸管内圧上昇による穿孔時の便汁漏出を予防するために，CO_2 送気装置を導入することが有用である．CO_2 は空気よりも速く（約 100 倍の速度で）体内へ吸収されることにより，送気によっても腸管内圧が上昇しにくいのであるが，CO_2 送気装置を使用して長時間 ESD を行っても，血中 CO_2 濃度が上昇することはほとんどない安全な装置である．大腸 ESD には CO_2 送気装置の使用を標準的に導入していくべきであろう[4]．

■ III．術後管理の実際とポイント

小病変の ESD で筋層にまったく損傷のない場合は，EMR に準じてよいが，最大径 20 mm を超えるような大腸 ESD 後は，基本的に前述のごとく少なくとも当日（第 1 病日）は絶飲食・安静として補液管理を行い，翌日（第 2 病日）から安静を解除し全粥食を摂取させる．完璧な ESD で腹部症状のない場合は，抗生物質の投与は不要である．

ただし，術後は下記の項目を厳重に観察し，状況に応じて臨機応変に対処する必要がある．

● 1．術後の理学的所見

術後の理学的所見の推移は重要である．血圧や脈拍，意識状態・表情などが正常であることを確認するのは当然であるが，腹部所見の把握がきわめて重要である．

1）腹満感

腹満感は通常送気で長時間 ESD を行うと大なり小なり生じるものであるが，それが穿孔による free air によるものでないことを確認することが重要である．症状があまりに強い場合や遷延する場合は，立位の腹部 X 線単純写真を撮影する．

2）腹痛（自発痛・圧痛）

腹痛は重要なシグナルである．腹痛の原因が，腸管内圧上昇や蠕動によるものか，腸壁の炎症によるものか，腸壁外まで及んだ炎症によるものかどうかを見極める必要がある．圧痛の有無，自発痛の有無，それらの強さと範囲，経時的変化を詳細に把握する．末梢血の白血球数増加や CRP 上昇は筋層以深の炎症の存在を意味する．このような場合は，抗生物質を投与しながら，炎症がピークを超えて沈静化し始めるまで絶飲食・補液管理を継続すべきである．

3）皮下気腫

皮下気腫は穿孔の生じた証拠である．大腸 ESD では腸管内圧が上昇しており，

肉眼的に視認できないような微小穿孔でも皮下気腫や free air を生じうる．腹部所見に異常がなく，CRP も正常なら経過観察でもよい．

4）呼吸器症状

呼吸困難は，穿孔により生じた free air による気腹や free air の胸腔漏出による緊張性気胸の徴候であり危険信号である．

2．血液生化学所見

1）末梢血（白血球数，血色素，血小板数）

末梢血所見は個体差があり，術前の値と必ず比較することが重要である．白血球数の上昇や核の左方移動は炎症の存在を意味するが，高齢者や前敗血症状態では異常を示さないことがあることを知っておく．血色素の低下は出血を，血小板数の低下は前敗血症状態を示唆する．

2）炎症反応

CRP 上昇の有無と経時的変化は，炎症の存在とその推移の把握に必須である．

3．便の性状

当然であるが，出血すれば下血症状を呈する．最近は洋式トイレが多いので，意識的に患者に便性状を確認させることが重要である．

4．術中に穿孔が生じた場合

術中に穿孔を生じた場合，穿孔部のクリッピングが困難で縫縮が不完全であれば，腹膜炎が進展しないうちに早期に外科的手術による縫縮が必要である．しかし，穿孔部のクリッピングが完璧であれば，保存的に治療できることも多い（図3）．とくに先端系のメスによる穿孔は微小穿孔が多くクリッピングによる完全縫縮が容易である．ただし，腹部症状にかかわらず，絶飲食，補液，抗生物質の投与を行いながら，臨床症状や血液データの推移を見守る．free air で気腹気味であれば，体外式腹部超音波検査を行い，エラスター針などによって脱気を行う．そして，穿孔部からの便汁漏出による腹膜炎の有無，圧痛の広がりや筋性防御などの腹膜刺激症状の有無を厳重に観察し，腹膜刺激症状が増悪傾向にあれば即座に外科的手術による縫縮が必要である．手術時期を逸すると，敗血症性ショックになり生命の危険性もある．

なお，腹膜炎が生じていても，穿孔部が後腹膜であったり腸間膜で被覆されていると，局所的な膿瘍形成を起こした状態で腹膜刺激症状がマスクされることがある．穿孔部位の掌握はもちろんのこと，腹部症状や血液の異常所見が遷延する場合はとくに注意を要する．体外式超音波検査や腹部 CT スキャン検査が有用である．

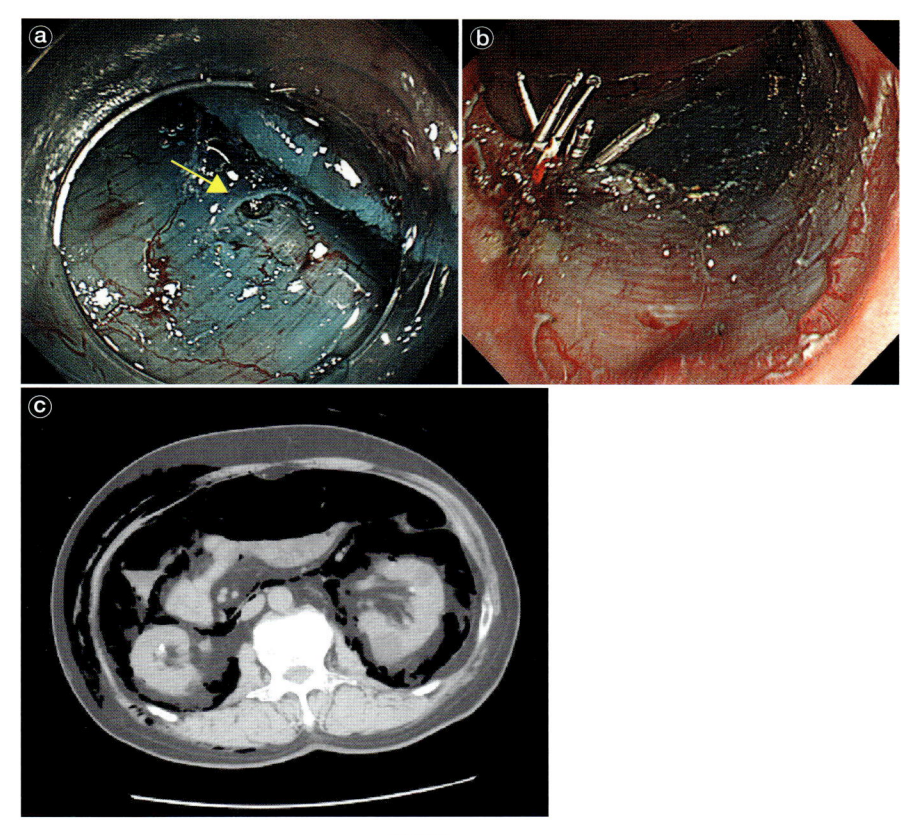

図3 穿孔例
　Flex Knife で剥離中に微小穿孔を生じた（**a**）．クリッピングを行い剥離を継続，病変切除後にさらにクリッピングを追加（**b**）して，完全縫縮し治療終了とした．術後，free air と皮下気腫（**c**）を認めたが，局所の圧痛を呈したのみで，絶飲食，補液，抗生物質の投与による保存的治療で軽快した．

5. 外科医との連携

　外科医のいない病院で ESD を行う内視鏡医はいないと思うが，穿孔や腹膜炎症状が生じた場合は外科医と密接な連携をとり，いつでも緊急手術に対応できる準備を整えておく必要がある．

おわりに

　大腸 ESD の術後管理のポイントについて概説した．壁が厚く胃酸の存在するほぼ無菌的な胃と比べて，壁が薄く便汁の存在する大腸では腹膜炎を起こしやすいことを十分に認識し，厳重な管理・経過観察を行うことが重要である．

文　献

1) 田中信治, 岡　志郎：大腸 ESD の現状と問題点. 田中信治 編：大腸 EMR・ESD の基本手技—コツとピットフォール, 適応の決め手. 2006, p.98-102, メジカルビュー社, 東京
2) 田中信治, 隅井浩治：内視鏡的大腸粘膜切除術の偶発症とその対策. 浅木　茂 編：消化器内視鏡の偶発症—その治療と予防・予知. 1996, p.199-203, 医薬ジャーナル社, 大阪
3) 岡　志郎, 田中信治：下部消化管内視鏡治療に伴う偶発症の予防と対策. 赤松泰次 編：これだけは知っておきたい内視鏡室のリスクマネジメント. 2003, p.96-105, 南江堂, 東京
4) Yasumasa K, Nakajima K, Endo S, et al：Carbon dioxide insufflation attenuates parietal blood flow obstruction in distended colon：potential advantages of carbon dioxide insufflated colonoscopy. Surg Endosc　2006；20：587-594

本稿は,「田中信治, 他：大腸の術後管理. 斉藤大三, 田尻久雄 編：ESD の周術期管理. 2007, p.190-194, 日本メディカルセンター, 東京」を改変し転載した.

（田中信治）

6　ESD 標本の取り扱い

ポイント

- ESD 適応病変は少ないが，これらは SM 癌率が高く，SM 深部浸潤癌も存在するという臨床病理学的特徴を十分に念頭におくこと．
- ESD では側方断端ばかりでなく深部断端，脈管侵襲の評価が重要であり，病理診断が重要である．
- 正しい病理診断を得るためには，迅速かつ標本を損傷しないように注意しながら生体内での形態を再現すべく適切な切除標本の取り扱いが重要であり，内視鏡医の責任である．
- 標本への割入れ，切り出し方向の指定は病理診断に直結し，内視鏡画像や診断と実体顕微鏡所見とを一致させて行われるべきである．
- 内視鏡医は病理診断レポートを一読するだけではなく，実際にプレパラートを鏡検する習慣を身につけるべきである．

■ はじめに

　大腸腫瘍性病変に対する内視鏡治療では，病変を遺残なく切除することが重要である．とくに ESD ではこれまで一括切除が不可能であった病変に対しても行える利点があり，大きな福音となってきている．しかしその一方で ESD にて切除された病変は大きいが故に，その担癌率や SM 深部浸潤癌が含まれる確率も高くなり，病理評価が非常に重要なポイントとなる．本項では ESD 標本の取り扱いも含めて，内視鏡医としての心得を述べたい．

■ I．標本を得る前に

　ESD の適応病変に関しては別項にて詳述されているが，一般的にスネアで一括できない病変または一括切除が必要な病変と考えると，その腫瘍径は 2 cm 以上の病変がおもな対象と考えられる．われわれの大腸腺腫・早期癌データでは全切除病変のうち 2 cm 以上の病変は 5.1％ と少数を占めるにすぎないが（**表 1**），2 cm 以上の病変は LST（laterally spreading tumor）が主たるものと考えられる．これらの病変群の特徴として LST granular-mixed type と LST non-granular pseudo-depressed type では SM 癌率が高率で，腫瘍径と関係なく SM 深部浸潤癌が存在することが挙げられる（**表 2**）．ESD では病変の側方断端に関して直視下で切除可能であるが，問題は深部断端，脈管侵襲である．したがって，病理診断が

表1 大腸腺腫・早期癌における腫瘍径別検討

	0〜4	5〜9	10〜14	15〜19	20〜24	25〜29	30〜	total	20 mm 以上比率(%)
total	2,385	3,515	1,204	401	173	81	150	7,909	5.1
early Ca	11 (0.5)	139 (4.0)	197 (16.4)	120 (29.9)	78 (45.1)	37 (45.7)	65 (43.3)	647 (8.2)	27.8
M	10 (0.4)	119 (3.4)	148 (12.3)	83 (20.7)	46 (26.6)	26 (32.1)	43 (28.7)	475 (6.0)	24.2
SM	1 (0.0)	20 (0.6)	49 (4.1)	37 (9.2)	32 (18.5)	11 (13.6)	22 (14.7)	172 (2.2)	37.8

ESD 治療の成否，追加切除の判断を握る重要な要素であると考えられ，ESD 対象病変群の臨床病理学的特徴を十分に理解したうえで治療に臨む必要がある．

しかし正しい病理診断を得るためには診断材料の質が問われる．すなわち病変や疾患の肝となるところを内視鏡医がいかに捉え，粘膜下層の病理学的評価が正確にできるような熱変性が少なく，かつ十分な粘膜下層の厚さを伴った切除を術者は意識することが重要であり，それに基づいた標本の取り扱いこそが正しい病理診断を導く唯一の手段である．そして拡大内視鏡所見も含めた臨床情報などを病理医に伝え，時には標本の切り出し方向をも指示する必要があると考える．

ESD は有益な治療法であり，また治療を完遂したときの内視鏡医としての達成感や充実感は代え難い感があるのも事実である．しかし単なる切除ではないことを認識しなければならい（図1）．

■ II．標本の取り扱い—展翅から固定まで

ESD によって得られた標本について適切な病理検討を可能にする取り扱いも重要である．切除されたままの収縮した状態でホルマリン固定すると病変の重要部分を見きわめることも困難であるし，病変の形態も変化しており適切な標本切り出しが難しく，ひいては正しい病理検討が困難となる．したがって標本を最適化することも内視鏡医の責任の一つであると考える．

以下に標本の展翅から固定までの取り扱いの実際を示す（図2）．

①ESD 後の切除標本をできるだけ早く回収する．標本が色素などで汚れている場合は生理食塩水で洗浄する．またすぐに処理できない場合は，標本が乾かないようにガーゼで包み生食に浸しておく．

②標本を展翅する場合，はじめに切離面（粘膜下層側）にブスコパン®を1〜2 ml 撒布する（図2a）．

③歯科用ピンセットの背面を使って傷つけないように慎重に切離面を拡げ，同時に筋層の付着の有無を確認する（図2b）．ちなみに，仮に筋層が付着している

6 ESD 標本の取り扱い　111

表2 LST における腫瘍径と病理診断の対比

<LST granular-mixed type>

	10〜14	15〜19	20〜24	25〜29	30〜34	35〜39	40〜	total	20 mm 以上
Numb.(%)	27 (19.0)	27 (38.0)	30 (59.2)	14 (69.0)	15 (79.6)	1 (80.3)	28 (100.0)	142	88
mild-mode.	9 (33.3)	12 (44.4)	4 (13.3)	2 (14.3)	3 (20.0)	0 (0.0)	0 (0.0)	30 (21.1)	9 (10.2)
sev	10 (37.0)	5 (18.5)	8 (26.7)	1 (7.1)	3 (20.0)	0 (0.0)	5 (17.9)	32 (22.5)	17 (19.3)
M	8 (29.6)	7 (25.9)	12 (40.0)	7 (50.0)	5 (33.3)	1 (100.0)	13 (46.4)	53 (37.3)	38 (43.2)
SM	0 (0.0)	3 (11.1)	6 (20.0)	4 (28.6)	4 (26.7)	0 (0.0)	10 (35.7)	27 (19.0)	24 (27.3)
cancer (Ca. Ratio)	8 (29.6)	10 (37.0)	18 (60.0)	11 (78.6)	9 (60.0)	1 (100.0)	23 (82.1)	80 (56.3)	62 (70.5)
SM1		1 (33.3)	4 (66.7)	3 (75.0)	2 (50.0)		4 (40.0)	14 (51.9)	13 (54.2)
SM2		2 (66.7)	1 (16.7)		1 (25.0)		4 (40.0)	8 (29.6)	6 (25.0)
SM3			1 (16.7)	1 (25.0)	1 (25.0)		2 (20.0)	5 (18.5)	5 (20.8)

<LST non-granular pseudo-depressed type>

	10〜14	15〜19	20〜24	25〜29	30〜34	35〜39	40〜	total	20 mm 以上
Numb.(%)	59 (52.7)	26 (75.9)	18 (92.0)	6 (97.3)	1 (98.2)		2 (100.0)	112	27
mild-mode.	21 (35.6)	5 (19.2)	3 (16.7)					29 (25.9)	3 (11.1)
sev	17 (28.8)	9 (34.6)	2 (11.1)		1 (100.0)			29 (25.9)	3 (11.1)
M	17 (28.8)	8 (30.8)	7 (38.9)	3 (50.0)			1 (50.0)	36 (32.1)	11 (40.7)
SM	4 (6.8)	4 (15.4)	6 (33.3)	3 (50.0)			1 (50.0)	18 (16.1)	10 (37.0)
cancer (Ca. Ratio)	21 (35.6)	12 (46.2)	13 (72.2)	6 (100.0)			2 (100.0)	54 (48.2)	21 (77.8)
SM1		1 (25.0)	1 (16.7)	1 (33.3)				3 (16.7)	2 (20.0)
SM2	4 (100.0)	2 (50.0)	1 (16.7)	1 (33.3)				8 (44.4)	2 (20.0)
SM3		1 (25.0)	4 (66.7)	1 (33.3)			1 (100.0)	7 (38.9)	6 (60.0)

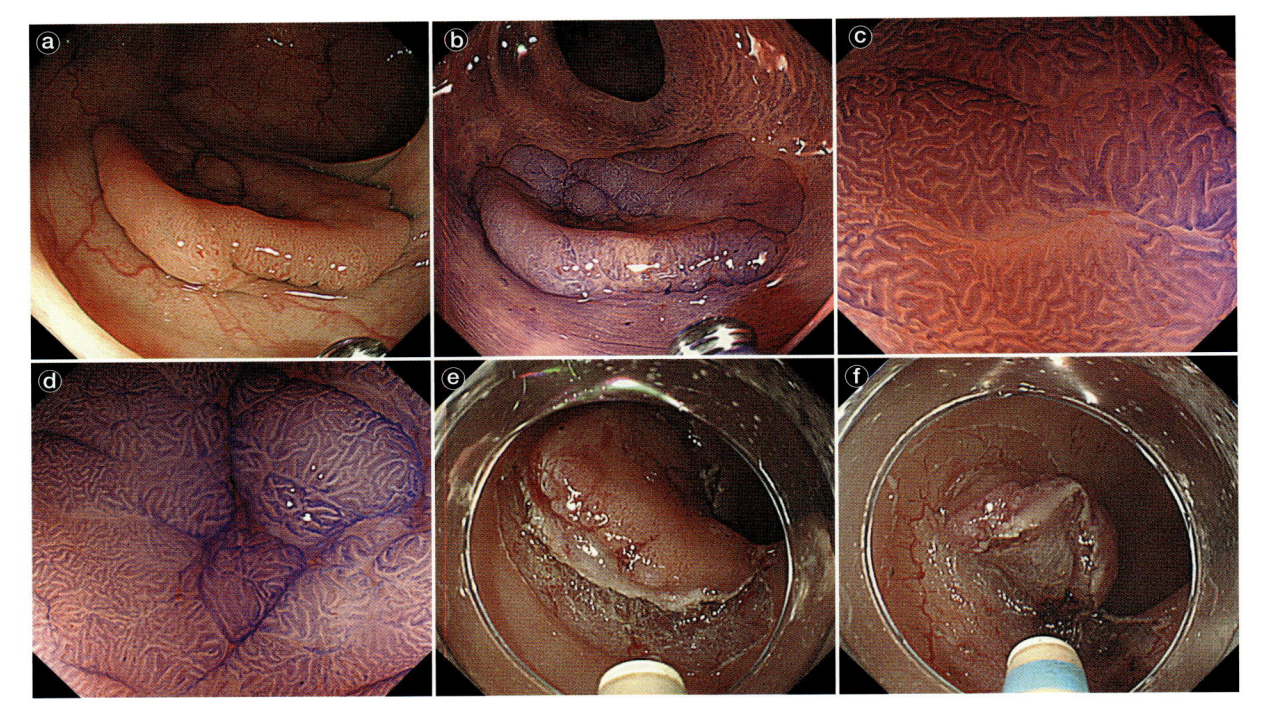

図1 **関連症例**：60歳代，女性

S状結腸に腫瘍径25 mmのLST non-granular flat typeを認めた（**a, b**）．拡大内視鏡診断ではⅢ$_L$型とⅣ型 pit patternを主体としているが（**c**），病変中央部にわずかであるが不整を示す pit patternを認めた（**d**）．ESDにて一括切除を行った（**e, f**）．

場合，その症例は穿孔をきたす危険性が高いため，慎重に術後管理を行うこと．

④ 確実に正常粘膜である標本の一端を把持して，固定板（発泡スチロール）にステンレスピンで最初の仮固定をする（図2c）．可能であれば対角線になるようにほかの正常粘膜の端も順次，仮固定していく（図2d, e）．

⑤ 仮固定したピンを標本から外れない程度に抜き，適度な張力で標本を引き延ばし周囲へ拡げて本固定とする．ほかのピンに対しても順次同様な操作を行う．このときピンが標本の張力に負けないように斜めに打つことがポイント（図2f, g）．

⑥ 標本が十分浸るように20％ホルマリン溶液の中へ入れ，固定する．このとき固定板が発泡スチロールやコルクの場合は標本を下向きに，ゴム板（ホルマンボードなど）の場合は標本を上向きとして容器に入れる．

これら一連の手技でのポイントは，標本を乾燥させないように迅速に，かつ愛護的に扱うことを心がけることである．また標本を裂いたり，捲れたり，歪まないようにして，生体内での状態を再現するようにすることが肝要である．

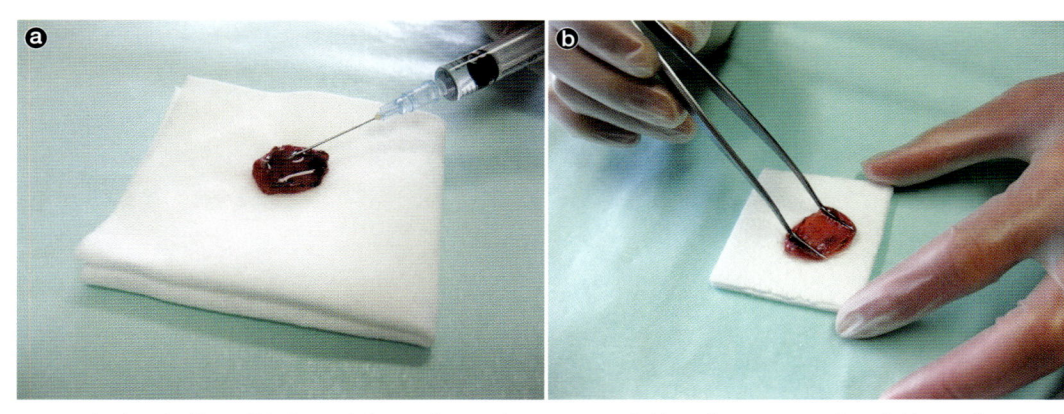

a：標本の切離面（粘膜下層側）にブスコパン®を1〜2 mL撒布する．

b：歯科用ピンセットの背面を使って傷つけないように慎重に切離面を拡げ，同時に筋層の付着の有無を確認する．

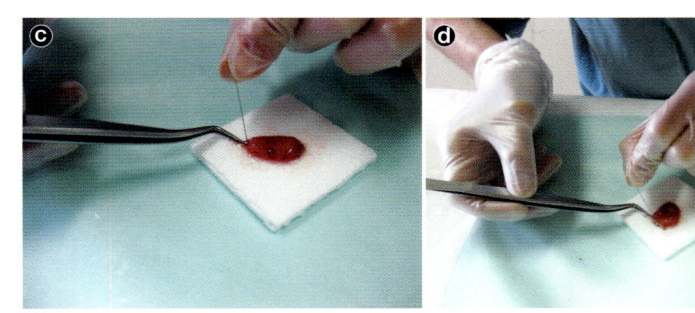

c：標本の正常粘膜である一端を確実に把持して，固定板（発泡スチロール）にステンレスピンで最初の仮固定をする．

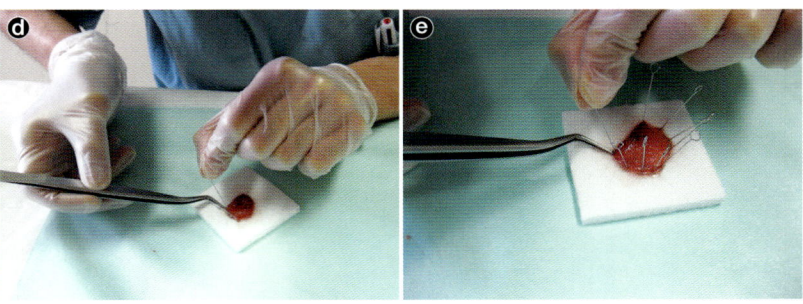

d, e：標本のほかの端も傷つけないように軽くピンセットで伸展しながら，順次，仮固定していく．

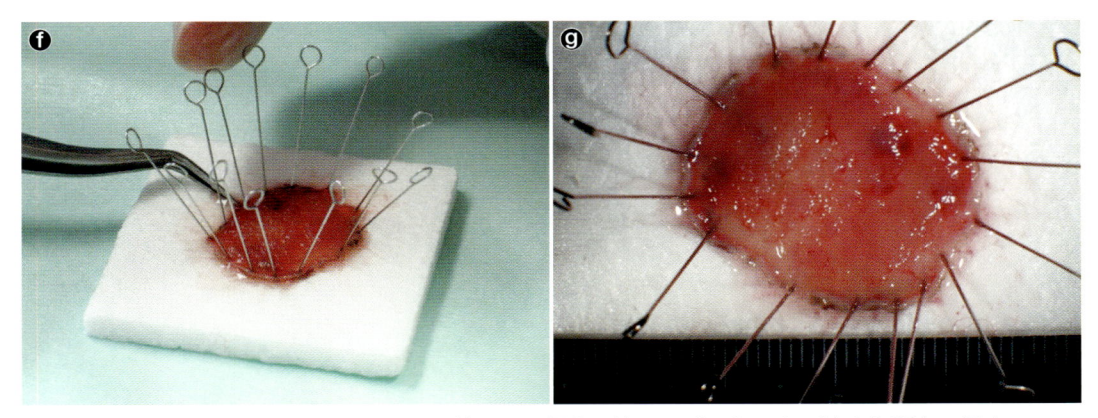

f, g：仮固定したピンを標本から外れない程度に抜き，ピンセットで適度な張力で標本を周囲へ伸展させるように本固定を行う．ほかのピンに対しても均等になるように順次同様な操作を行う．

図2　標本の展翅

■ III. 実体顕微鏡観察―染色から観察，割入れまで

　標本は固定後，病理検査部門へ提出される．しかし提出する前に内視鏡医自身が内視鏡像と対比しながら標本を観察し，可能であれば病変の肝となる部分が病理組織像に示現できるように割入れまでするように心がけたい．以下に固定後の染色から割入れまでの手技を示す．

● 1. 染色までの手技（図3）

① 固定時間は標本の厚みにもよるが，ESD標本では一昼夜で十分である．ステンレスピンを慎重に抜去して標本を固定板から外す．
② 標本をガーゼの上に置き，23G針のついた注射器で水洗することで粘液などの付着物を粗く除去する（図3a）．
③ カラチヘマトキシリンに短時間浸して染色を行い（図3b），膿盆に張った水の

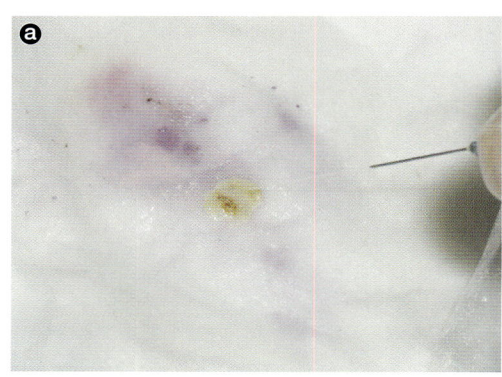

a：標本をガーゼの上に置き，23G針のついた注射器で水洗する．

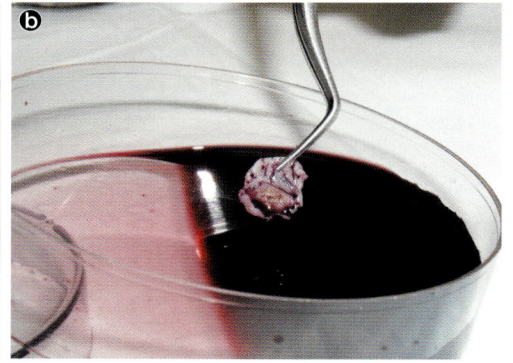

b：カラチヘマトキシリンに短時間浸して染色を行う．

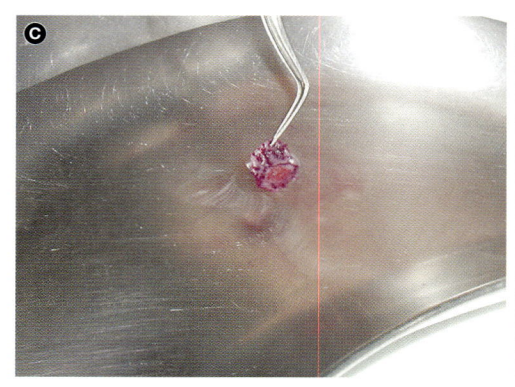

c：染色後の標本を膿盆で水洗して余分な色素を除く．

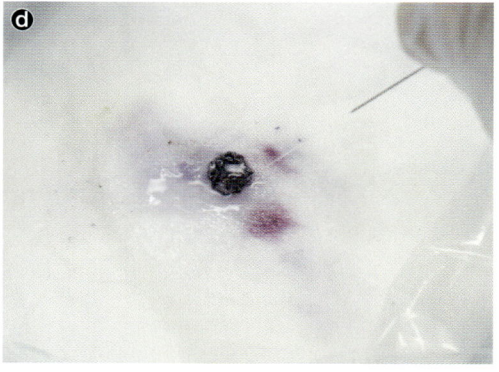

d：再度，注射器で水洗する．

図3　染色までの手技（図1，2とは別症例）

中で標本を軽く水洗し，余分な色素を取り除く（図3c）．この操作で付着物も染色されるため，再度注射器で標本を水洗すると付着物の除去を容易に確認できる（図3d）．

④ 次に標本自体の染色を行うため，色素に短時間浸して軽く水洗する操作を，適正な染色が得られるまで数回行う．

● 2. 実体顕微鏡観察の手技（図4）

⑤ 生理食塩水で満たしたシャーレに標本を入れ，実体顕微鏡で観察を行う（図4a）．染色ムラが認められる場合は再度染色，粘液の付着を認めた場合は歯科用ピンセットにて慎重に除去する．

⑥ スケールのもとで全体像を撮影後，観察を始める（図4b）．

⑦ 内視鏡所見と照らし合わせ，pit patternの評価や病変内での違いなどを丹念に観察する．重要なことは内視鏡所見や病理学的に重要あるいは興味ある部分を

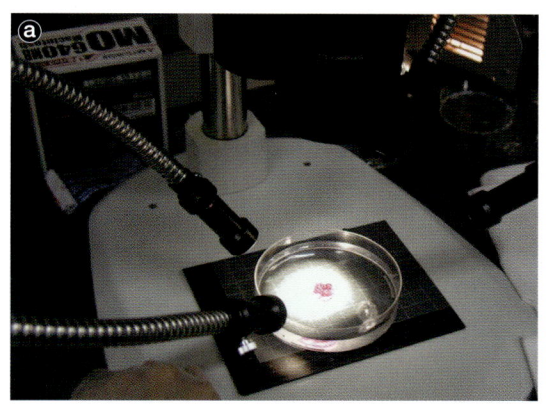

a：生理食塩水で満たしたシャーレに標本を入れ，実体顕微鏡にセットする．

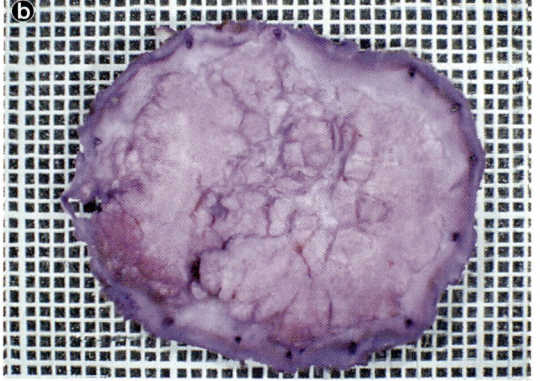

b：スケールのもとで全体像を確認後，観察・撮影を開始する．

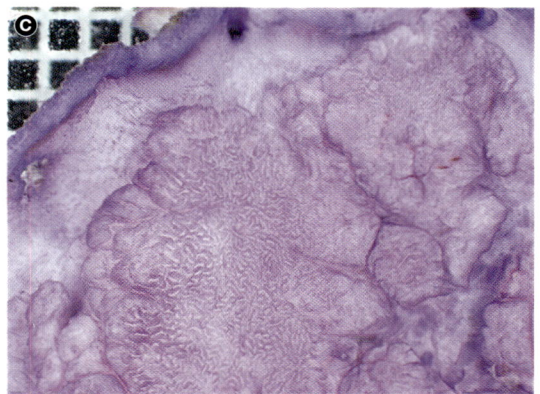

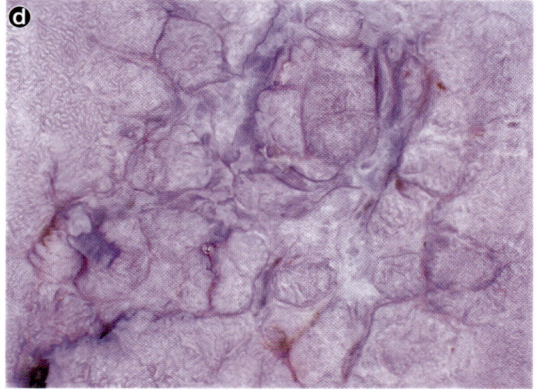

c, d：拡大内視鏡観察時の特徴も踏まえて観察する．また切り出しを行う部位の検討も行う．

図4 実体顕微鏡観察の手技 ①

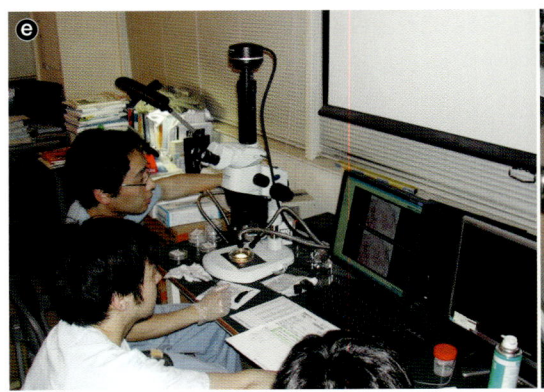

e：数名の内視鏡医でディスカッションしながら客観的に観察，判断する．

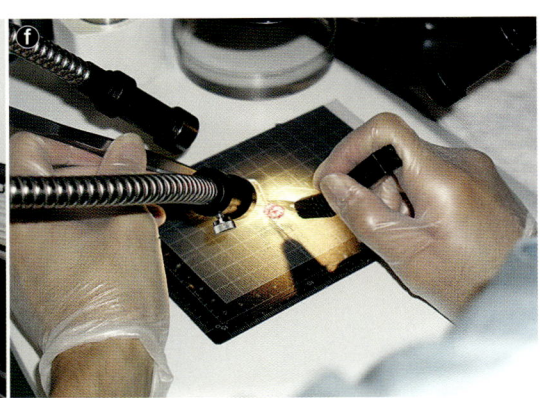

f：内視鏡所見が反映されるように切り出し方向を勘案した後に，実体顕微鏡下で必要な部分にステンレス刃で割を入れる．

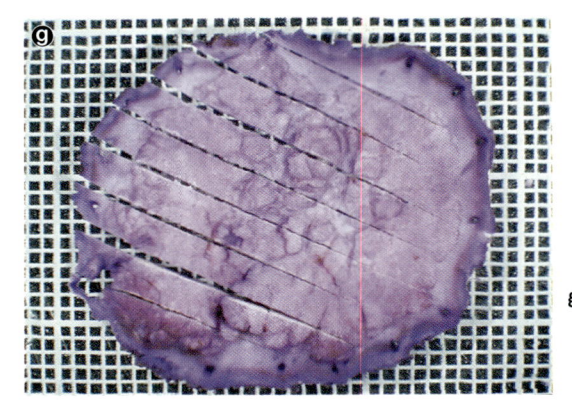

g：断端の評価もできるように2 mm幅で複数の割を入れる．標本をバラバラにしないために，割の一端は残して完全に切り離さないようにする．

図4 実体顕微鏡観察の手技②

実体顕微鏡下で特定することにある（図4 c, d）．可能であれば数名の内視鏡医でディスカッションしながら行うほうが，客観的判断がなされ良いと思われる（図4 e）．

⑧ 病理組織像が内視鏡所見を反映する切り出し方向を勘案した後に，実体顕微鏡下で必要な部分にステンレス刃で割を入れ，その部分を中心に2 mm幅で複数の割を入れる（図4 f）．この際注意すべき点は，病理標本作製工程での標本の脱落を考慮して病理組織像で表現したいところからわずかにずらして割を入れることである．また標本をバラバラにしないために，割の一端は残して完全に切り離さないこともポイントの一つである（図4 g）．

⑨ 割線を入れた部分を再度実体顕微鏡にて確認し，撮影する．全体像における割線の位置や数をランドマークがわかるように撮影，記録する．

⑩ 病理検査技師に切り出し方向，切り出し枚数，免疫染色数などの作製指示がわかるように，スケッチや写真に記入して病理部へ提出する．

■ Ⅳ. 病理組織像の確認（図5）

　上記のようにして作製された病理標本は，病理医の診断の後にレポートが提示されるが，個人的見解として担当した内視鏡医はレポートを一読するだけではなく実際にプレパラートを取り寄せて自身の眼で確認する習慣を身につけるべきであると思っている．実際にプレパラートを確認することで病理診断の確認ばかりではなく，内視鏡診断との整合性や病理診断に対する質問事項に気づくこともあり，またESDの手技での反省点も得られるなど内視鏡医にとって大変有意義な経験となると考える．

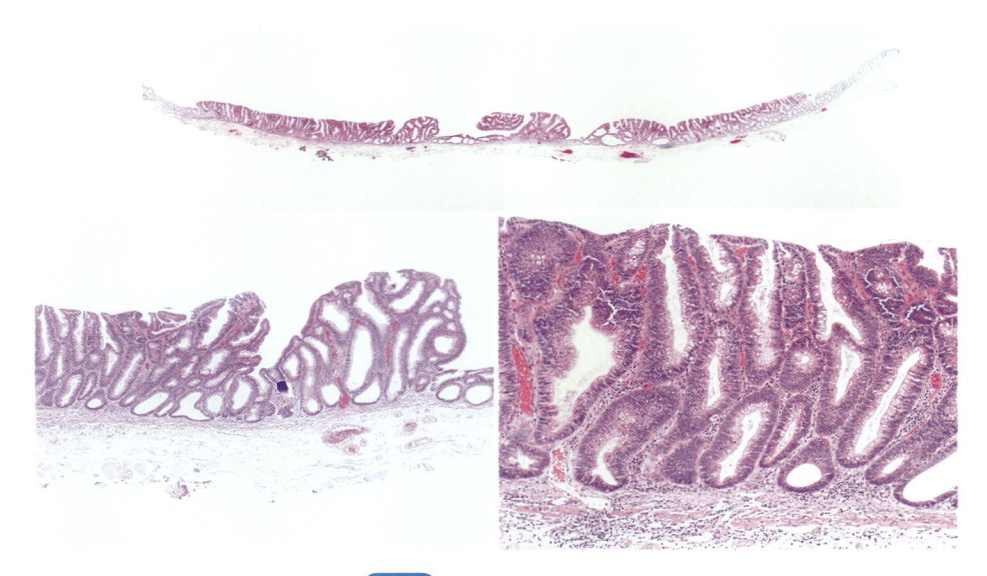

図5　病理組織像の確認
　病理診断は Tubulovillous adenoma with focal severe atypia であった．病変中部の凹凸は実体顕微鏡でも観察されており，対比ができていた．

■ おわりに

　ESD標本の取り扱いについて，その心構えから実技，さらには病理診断の確認までを解説した．とかく内視鏡医は日常臨床で多忙であることは十分理解できるが，内視鏡医としての知識，スキルアップのため本項の内容を理解し努力してほしいものである．

（山野泰穂）

おわりに

　大腸 ESD は，使用する処置具，薬剤，機材の種類や数・量，費やす時間によっては大変に費用のかかる治療法だが，現時点では保険ですべてを賄うことはできない場合もある．そうした状況にもかかわらず，内科系学会での議論を聞いていると，前向きで積極的に大腸 ESD に取り組む施設が多い印象を受ける．その理由は，大腸 ESD が患者にとって有益な治療法だと確信しているからであろう．
　しかし，雑誌「早期大腸癌」が行った大腸 ESD の偶発症に関するアンケート調査結果（Vol.10；539-550，2006 年 11 月，日本メディカルセンター発行）は，他の内視鏡治療法に比較して大腸 ESD の腸管穿孔が高率に発生していることから安易に手をだせる治療法ではないことを明らかにし，大腸 ESD を普及させるには，そのリスクマネジメントを早急に整えなくてはならないことを指摘した．
　一方，このアンケート調査が開始された頃の 2006 年 4 月に，第 1 回大腸 ESD 標準化検討部会が開かれた．大腸 ESD 標準化検討部会は，オリンパスメディカルシステムズ（株）が主催する内視鏡推進連絡会議の下部組織として設置された．つまり，大腸 ESD のリスクマネジメントの必要性を認識していた医師と企業が時期を逸することなく「大腸 ESD の安全性の確立と標準化」を目的として共同作業を開始したのである．そして，この目的の根底には，特定の大腸内視鏡医の"名人芸"を支えるのではなく，より多くの内視鏡専門医が安全に施行できる手技としての標準化を図るという理念がある．具体的には，診断学に基づいた適応病変の明確化，施行医・施行施設の基準設定，適切な処置具，内視鏡，周辺機器などの製品化を実現させることだった．そのうち，大腸 ESD 専用の処置具，内視鏡，周辺機器を製品とするため，部会メンバーの医師とオリンパスメディカルシステムズ（株）の開発者達が互いにアイデアを出し合いながら，試作品の作成，その評価を行い，改良，再評価を繰り返した．その結果，2009 年 1 月の第 7 回大腸 ESD 標準化検討部会までには成果をあげることができた．この過程には，多くの困難があったが，部会メンバーの医師とオリンパスメディカルシステムズ（株）双方の熱意と情熱で，おそらく最短時間で克服された．たとえば，ナイフは，当初，大腸内視鏡に適した長さの Flex Knife が検討された．その後に，さまざまな改良を加えて Dual Knife へと進化した．止血鉗子は，大腸壁を穿孔しないカップの形状，大きさなどが実験・検討され，大腸用の Coagrasper となった．先端アタッチメントは，その形状のみならず効率よく水抜きができる穴の大きさ，位置を決定する際の苦労がみられた．内視鏡は，深部挿入性を保ったうえで，前方送水機能を付け，どこでも反転可能な小回りの効く操作性のよいものが求めら

れた．細径内視鏡のPCFをベースにしたためにスペック作成には開発者達の苦労があった．さらに，処置具などを画面のどの位置に出すのかなどの白熱した議論の末にPCF-Q 260 Jとして完成した．中には，未完成で製品化が見送りとなり再検討中のものもあるが，検討の過程でCO_2の有用性が重視され，安定供給可能なCO_2送気装置，UCRも完成した．

　こうした処置具，内視鏡，周辺機器の製品化を進めると同時に，診断学に基づいた適応病変などについても討議し，大腸ESDを分かりやすく導入するための書籍発刊作業も行った．そして，『大腸ESD Guidebook―安全な手技導入のために』と題した本書が完成した．医師の技術導入書としての役割を果たすだけでなく，患者説明の際にも役立つであろう．是非，熟読し活用して頂きたい．本書は，産学共同の下に作成され，大腸ESD導入のガイドブックとしての出来映えは評価に価すると思われる．しかし，すべてを満足している訳ではない．答えを導きだすことができなかった問題も残され，新たに開発すべき製品もある．今後，本書の妥当性の検証も必要である．また，批判を受けることで解決すべき課題も出てくるだろう．そうした過程を経ながら，安全な大腸ESDを定着させ，学会主導の適切なガイドラインが作成される日が来ることを切望する．

津田　純郎

索　引

和文

い

インフォームド・コンセント　47
易出血性病変　85
異常血管　86
一括切除　11
胃のESD　39

え

塩酸ペチジン　42

お

オピスタン　42

か

潰瘍底の観察　103
潰瘍瘢痕　27
拡大内視鏡観察　11，70
拡大内視鏡診断　36
癌性の線維化　78

き

気腹　99
緊急手術のタイミング　98
緊張性気胸　25

く

グリセオール　32

クリッピング　102
クリップ　28
　——縫縮　31，98
偶発症　24，25，31，97

け

計画的EPMR　17，36
血管豊富例　66

こ

高周波装置　30，34
後出血　100
後腹膜気腫　25
呼吸循環動態モニタリング　50

し

軸保持短縮法　25，28
実体顕微鏡観察の手技　115
重力　40，43，94
出血　25，43，49，97
　——管理　103
　後——　100
　遅発——　49
術中出血　49
　——穿孔　49
針状ナイフ　33

す

スコープの反転　91

せ

線維化　28，89

——部分の剝離　62
癌性の——　78
粘膜下層の——　75，86，88
粘膜下の——　86
非癌性の——　75，78
SM浸潤に伴った——　79
穿孔　25，34，40，44，49，97，102
　——管理　103
　——予防　92
　遅発——　34，49，100
先端アタッチメント　29，35，43，56，57，60
先端型デバイス　25

そ

早期大腸癌　23

た

ダブルバルーン内視鏡　96
体位変換　40，43，56，59，61，92
大腸ESDの適応病変　17

ち

遅発出血　49
遅発穿孔　34，49，100
腸管蠕動　39
直腸病変　66，90

て

デバイス　25
　先端型——　25

と

トラブルシューティング　43
トレーニング　25

な

内視鏡治療と腹腔鏡下手術　23

ね

粘膜下層の線維化　75，86，88

の

膿瘍形成　25

は

パラドキシカルムーブメント　39

ひ

ヒアルロン酸ナトリウム　32，60
　　——溶液　42
皮下気腫　105
非癌性の線維化　75，78
標本の取り扱い　109

ふ

腹腔穿刺　99
腹部コンパートメント症候群　99
腹膜炎　25，31，44，49，92，97，
　　102，106
分割EMR（EPMR）　32

む

ムコアップ　42，54，60

も

盲腸病変　93

り

リスクマネージメント　25，36

欧文

C

CF-H260AZI　28
CO_2　35
　　——ガス送気　41
　　——送気　28，36
　　——送気装置　68
Coagrasper　33，44，57，74，85，
　　88，93，95
conscious sedation　29，42，49
crystal violet 染色　70

D

Dual Knife　33，41，52，66，70，
　　93，95
　　——の基本手技　57
　　——の高周波の設定　54

E

endoscopic mucosal resection
　　（EMR）　23，31
endoscopic submucosal dissection
　　（ESD）　23，31，39
　　胃の——　39
　　大腸——　97
ESD/EMR併用法　62

F

Flex Knife　52
Flush Knife　70
free air　98

H

Hook Knife　25，29，33，41，59，
　　61，66，85，88
　　——の応用的なテクニック　82
　　——の使い方のポイント　61
　　Q長——　69
hooking technique　70，84

I

IT Knife　32，70

K

KD-650L　52
KD-650Q　52

L

laterally spreading tumor（LST）

109
layer to layer　27
LST-G　11，57，66，82，85，88，90，93
LST-NG　11，95
LST-NG(pseudo-depressed type)　70

N

Natural Orifices Transluminal Endoscopic Surgery（NOTES）　99

NBI　70

P

PCF-260ZI　28
PCF-Q260J　28，41，57
pit pattern 分類　12，70

Q

Q 長 Hook Knife　69

S

S状結腸病変　95
SM 浸潤に伴った線維化　79
sweeping technique　71，74，84，87，89

W

water jet　29，35，60，68

大腸 ESD Guidebook
―安全な手技導入のために

2009 年 5 月 28 日　第 1 版 1 刷発行

編　　著：大腸 ESD 標準化検討部会
責任編集：田中　信治
企画協力：オリンパスメディカルシステムズ株式会社
発 行 者：増永　和也
発 行 所：株式会社　日本メディカルセンター
　　　　　東京都千代田区神田神保町 1-64（神保町協和ビル）
　　　　　〒 101-0051　TEL 03（3291）3901 ㈹
印 刷 所：株式会社シナノ

ISBN978-4-88875-218-3　¥8800E
©2009　乱丁・落丁は，お取り替えいたします．

本書に掲載された著作物の複写・転載およびデータベースへの取り込みに関する許諾権は
日本メディカルセンターが保有しています．

JCLS ＜㈳日本著作出版権管理システム委託出版物＞
本書の無断複写は著作権法上での例外を除き，禁じられています．複写される場合はそのつど事前に
㈳日本著作出版権管理システム（☎ 03-3817-5670 FAX 03-3815-8199）の承諾を得てください．